成语里的中医哲学思维

邓玉霞 黄 静 曾 宏 著

中国中医药出版社
·北 京·

图书在版编目（CIP）数据

成语里的中医哲学思维／邓玉霞，黄静，曾宏著．—北京：
中国中医药出版社，2019.12
ISBN 978 – 7 – 5132 – 5876 – 0

Ⅰ.①成…　Ⅱ.①邓…　②黄…　③曾…　Ⅲ.①中医学—
医学哲学—普及读物　Ⅳ.① R2-05

中国版本图书馆 CIP 数据核字（2019）第 256760 号

中国中医药出版社出版

北京经济技术开发区科创十三街 31 号院二区 8 号楼
邮政编码　100176
传真　010-64405750
廊坊市祥丰印刷有限公司印刷
各地新华书店经销

开本 880×1230　1/32　印张 8　字数 139 千字
2019 年 12 月第 1 版　2019 年 12 月第 1 次印刷
书号　ISBN 978 – 7 – 5132 – 5876 – 0

定价 39.80 元
网址　www.cptcm.com

社长热线　010-64405720
购书热线　010-89535836
维权打假　010-64405753

微信服务号　zgzyycbs
微商城网址　https://kdt.im/LIdUGr
官方微博　http://e.weibo.com/cptcm
天猫旗舰店网址　https://zgzyycbs.tmall.com

如有印装质量问题请与本社出版部联系（010-64405510）
版权专有　侵权必究

序　言

哲学——医文相融的纽带

自古医文是一家。

祖国传统医学从远古袅袅婷婷走来时，就携了中华文字的基因和灵气。医融于文，文寓于医，形成了中医药文化丰富的内涵。世界上没有哪个国家，医学与文学结合得如此紧密，以致于学习研究中医药，首先要精通文字，要过医古文这一关。

有人称，中医应该与中国古代四大发明相提并论。我深以为然。而成语这个中国特有的语言现象，也以它特立独行的方式、简洁的表达和深刻的寓意，为我们所喜爱和应用。

有趣的是，中医和成语这两个独一无二的事物，都与哲学思维有着剪不断的关系。中医思维本身就充满了哲学思想，中医学最基本的阴阳、五行概念，原本也是古哲学的基本概念。而细品成语，哲学思维在其字里行间充满趣味，让人无限深思。这也印证了事物的普遍联系性。

应该说，哲学思维本来就是贯穿于一切事物的思维方式。

中医之"中"并不仅仅指中国，也有"中正平和"的意思。整个中医理论和实践，贯穿了整体观、平衡观、和谐观的思想。细思所有医疗实践，其实都是"致中和"的体现。可以这么说，中医药的起源和发展离不开哲学思维。

成语是中国传统语言文化重要的组成部分，成语源头的文字和典故，大多充满哲理，耐人寻味。其延伸引用，是哲学思想的深层次体现。

本书的作者是几位热爱中医药并致力于中医药文化传播的医者，在中医药研究和临床实践中，他们惊喜地发现，很多成语与中医思维、中医医理和中医药实践密切相关。成语里的哲学思维，可以逻辑性地、透彻地阐释中医理论和实践经验，使中医哲学思维因成语而变难为易，变枯燥为有趣。

此书所列六十条与中医医理、药理和中医养生保健相关的成语，从其来源、寓意、与中医药的有机融合以及其中渗透的哲学思维等方面，逐一阐释，突出了哲学思维在成语和中医学中的重要作用。有趣实用，给人启迪。因为内容的通俗性、哲理性和实用性，它的适读人群宽泛，不论文化层次，不论蓝领白领，不论工农兵学商，皆可成为受众。使读者，特别是青少年读者，因成语了解中医，因成语热爱中医；因中医悟透成语，因中医悟透哲学，从而感受到哲学之巧、语言之美和中医之妙，引导他们由兴趣到热爱，由学习到应用，由传承到弘扬。

如果给此书的属性作个定义，我以为，它应归属于中医学、医学哲学、语言学和科普读物的范畴。集社会科学和自然科学为一体，将哲学、文字艺术和实用中医养生保健有机融合，以社会科学阐释自然科学，以自然科学印证社会科学。体现万物相息，科学相通。

此书的编辑出版，是"成语与中医哲学思维"研究成果的最好应用，是社会科学和自然科学普及的创新之作。同时，它也是一部有趣的中医养生保健指导性读本，其目的和意义不言而喻。

应邀为此书作序，阅毕书稿，对作者心生敬意。哲学的发展之路充满艰辛，而祖国传统医学几千年的传承之路也不是平坦的，它经历过太多的磨难却生生不息，正是因为从古至今，一代复一代，有着大批热爱并愿意为中医药的传承和发展付出努力的人们。

今年10月25日在北京召开的全国中医药大会传达了习近平总书记对中医药工作的重要指示。他指出，中医药学包含着中华民族几千年的健康养生理念及其实践经验，是中华文明的一个瑰宝，凝聚着中国人民和中华民族的博大智慧。他强调，要遵循中医药发展规律，传承精华，守正创新，加快推进中医药现代化、产业化，坚持中西医并重，推动中医药和西医药相互补充、协调发展，推动中医药事业和产业高质量发展，推动中医药走向世界，充分发挥中医药防病治病的独特优势和作用，为建设健康中国、实现中华民族伟大复兴的中国梦贡献力量。

而"传承精华，守正创新"是需要千千万万个怀揣梦想、充满激情的人们去苦干和实干的。点滴之水汇成江河湖海，人尽其能聚成强大力量。只有这样，才能建设健康中国，早日实现中华民族的伟大复兴。

2019 年 11 月于重庆江津

（序作者为重庆市江津区人民政府副区长）

目　录

第一章　医理篇

第二章　养生篇

第三章　病证篇

第一章 医理篇

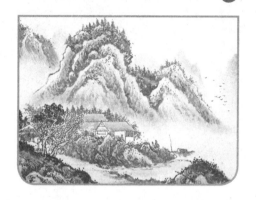

1. 怒发冲冠

事物的度

出处及概要

成语"怒发冲冠"出自《史记·廉颇蔺相如列传》："相如因持璧却立；倚柱；怒发上冲冠。"形容愤怒得头发直竖，把头上戴的帽子都顶起来了。

典故说的是赵惠文王得到一块稀世璧玉——和氏璧。秦昭王知道了，企图仗势据为己有，便假意写信，表示用十五座城池来换。赵王怕有诈，又怕不干秦兵来犯，商量无果，一筹莫展。此时，有人推荐有勇有谋的蔺相如。他带着和氏璧出使秦国，秦王傲慢无礼地在宫室里召见蔺相如。秦王接过和氏璧，越看越喜爱，完全没有兑现承诺的意思。蔺相如愤怒至极，头发竖起把帽子顶起来了，他借口璧上有瑕疵，巧取和氏璧在手说："秦王不守承诺，当面戏弄我，所以我取回了和氏璧。现在它在我手里，如果逼我，我就把自己和这块和氏璧一起在柱上撞个粉碎。"秦王无奈，答应斋戒五天后受璧。哪知蔺相如明白秦王不会守信，早已悄悄让人把和氏璧送归赵国。秦王知道真相后也没法挽回，只好送蔺相如回国。

成语寓于中医

很多人在极度愤怒的时候，都有过怒发冲冠的感觉。可是，为什么愤怒向上冲冠，而不是向下冲鞋冲脚什么的呢？

用西医的观点来解释，人在愤怒的时候，交感神经兴奋，肾上腺素大量分泌，皮下毛囊旁的立毛肌收缩，使毛发直立。不仅头发直立，表皮上附着的其他汗毛也会直立，只是头发相对较粗，短头发直立时，真能将帽子顶起来。现实生活中，很多人极度愤怒时，会感到心跳增快，语无伦次，说不出话，双手颤抖，全身出汗，有些人可能因愤怒而晕厥，甚至被"气"死。这些都是交感神经瞬间兴奋，肾上腺素短时间内急剧升高的结果。

用中医的观点来解释更有意思。中医认为怒是一种邪气，怒气最伤肝，突然愤怒，会使肝气暴动致肝阳上亢。肝阳上亢是什么意思呢？它就是肝阳上逆，肝火旺盛，气火上扰。总之，它是向上升腾的一种邪气，可以导致突然晕厥、耳鸣、头胀痛、视物不清、面红目赤、口舌失灵。由于邪气向上升腾，使头发都竖起来了。

"怒发冲冠"的成语自古就有，那可不是凭空想象的，而是劳动人民长期经验的总结。不管是西医还是中医，都非常一致地认为，愤怒是一种能对健康造成极坏影响的负面情绪，轻者伤害健康，重者可致死亡，特别是突如其来的暴怒，能导致本来就有一些如高血压、动脉硬化、冠心病、脑供血不足等慢性疾病的人，病情突然加重，不治身亡。

所以，学会控制和化解愤怒的情绪是非常重要的，要学会大度，学会包容，学会平静，学会幽默，遇事不气不恼，遇事轻言细语。另外，要培养多方面的爱好，用来转移和化解愤怒的情绪。

如果一直是个脾气不好、爱发怒的人，除自我情绪控制外，一些平肝潜阳、滋阴降火的中药和食物，可有助于不良情绪的调理。比如芝麻、桑椹、海蜇、白菊花、枸杞子、天麻、萝卜、橘子、莴笋、丝瓜、冬瓜、黄瓜、绿豆芽、空心菜、苋菜、马兰头、槐花、决明子等。一些发动肝阳的中药或食物，如羊肉、狗肉、辣椒、肉桂、洋葱、韭菜、茴香、丁香、芥菜、人参、川芎、黄芪、白酒等，就要注意少用。另外，在中医师的指导下，辨证使用一些中成药，如六味地黄丸、杞菊地黄丸等，也有助于调理易怒的状态。

蕴含的哲学思想

凡事皆有度，失度则失误。"度"就是事物保持自己的限度、幅度、范围，是和事物的质相统一的量的界限。不与一定的质相联系的量是不存在的，不与一定的量相联系的质也是不存在的。把握适当的度是不使事物发生质变的前提。

　　适当发怒可以疏泄不良情绪，但是如果过度，便会适得其反，伤害身体。从古至今，有很多因暴怒而残而亡的教训，值得汲取。《三国演义》里的周瑜就是因他的计谋总是被诸葛亮识破，自己反中了诸葛亮的谋算，而被气得怒气攻心，吐血身亡，甚至在他濒临绝命之时还发出了"既生瑜，何生亮"的长叹。

　　所以，制怒，保持适度的情绪，对身体的健康是非常重要的。

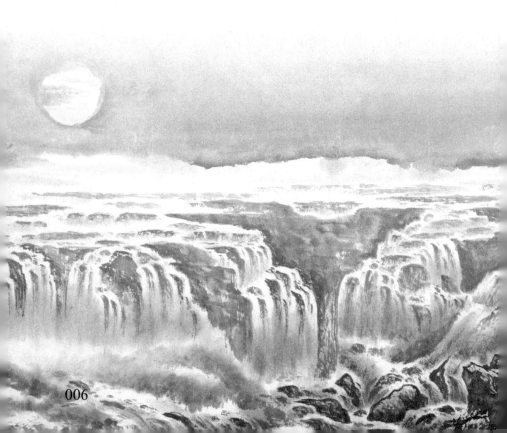

2. 过犹不及

量变到质变

出处及概要

　　成语"过犹不及"出自《论语·先进》："子贡问：'师与商也孰贤？'子曰：'师也过，商也不及。'曰：'然则师愈与？'子曰：'过犹不及。'"形容做事过了头，就像没做一样，甚至比没做还可怕。

　　战国前期成书的《论语》，是孔子及其弟子的语录结集，由孔子弟子及再传弟子编写而成，主要记录孔子及其弟子的言行，较为集中地体现了孔子的政治主张、伦理思想、道德观念及教育原则等，是儒家学派的经典著作之一。前叙之句是孔子和弟子的对话。子贡问：颛孙师和卜商谁更贤德？孔子说："颛孙师常常做得有些过头，卜商常常达不到要求。"子贡说："如此说来，那么是不是颛孙师要好一些呢？"孔子说："过头和达不到同样不好。"

成语寓于中医

"过犹不及"体现了儒家的"中庸之道",与道家的"物极必反""执中"有相同的意思,成为中医学"致中和"的理论基础。

"致中和"是什么意思呢? 通俗来说,就是维持平衡。任何疾病的产生,都是机体动态平衡被打破的结果,而中医治疗疾病,就是通过各种办法,使机体恢复到平衡的状态,这也是很多人所说的调理。

中医治病八法"汗、吐、下、和、温、清、消、补",都是"致中和"必要的手段,正所谓:"寒者热之,热者寒之,虚者补之,实者泻之。散者收之,抑者散之,燥者润之,急者缓之……"就是为了使矛盾的任何一方不能太过,太过就要坏事。

上面说的是治病之法,在中医养生保健上也是如此,中医更强调"过"的危害。中医有"五劳所伤"的理论,即"久视伤血,久卧伤气,久坐伤肉,久立伤骨,久行伤筋"。看久了,睡久了,坐久了,站久了,走久了,都会伤害身体的。

由此想到运动。我们很多人知道运动的好处,却不知道过度运动会对身体造成伤害。比如行走,一些人每天连续走上万步,甚至几万步,不知不觉中,膝关节就磨损了;有的人每天用很多时间爬山、登楼梯健身,却不知道半月板慢慢损坏了。

这就是过犹不及的例子，如果太过了，你还不如不运动。

　　由此想到饮食。很多人听别人说哪些食品好，哪些饮料好，就使劲吃，使劲喝，以为多多益善，其实又错了。再好的饮食天天吃，也会因饮食单一导致营养失衡，进而产生疾病。所以正确的饮食方法是，有益人体的饮食稍微加大食用比例就可以了，要保证粗细搭配，主副搭配，还要饮食多样化，换着品种吃，换着花样吃。这才是均衡饮食、促进健康的好方法。

　　由此想到喝酒。酒不仅是一种特殊饮料，它也是一味中药，可以入十二经，起到温脾胃、破癥结、助药力、通行血脉的作用。能喝酒的人，少量饮酒，能驻颜色、通血脉、除风湿痹痛。但是若每天狂饮，不加节制，也可伤神损寿，耗血亡精，生疾动火，导致视力减退，智力迟钝，记忆力衰退，甚至

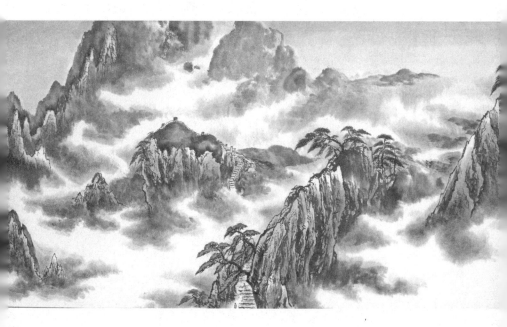

暴毙。有些人听说葡萄酒可以软化血管，延年益寿，就像喝白开水一样喝，最后一样会酒精中毒。

由此想到进补。就拿人参进补来说，如果适量，可以达到滋补作用，但如果过量，或者本来就是阴虚阳亢体质，再以人参进补，不但达不到滋补作用，反而会适得其反，使病情加重。

蕴含的哲学思想

事物发展是量变和质变的统一。量变是质变的必然准备，量变达到一定程度必然引起质变，质变是量变的必然结果。所谓的"过"就是超出量变的范畴，引起了对事物发展不利的质变。所以"过度"地促进事物的发展，因为超过了事物发展所能承受的极限，反而引起了事物向反方向转换，以致"不及"。

因此，要注意事物发展的"度"，防止量变达到一定程度引起质变。

要记住"过犹不及"给我们的启示，养生保健也要坚持"致中和"的原则，保持身体处于动态平衡的状态。

3. 胆战心惊

事物的内在联系

出处及概要

　　成语"胆战心惊"出自元朝的折子戏《碧桃花》："不由我不心惊胆战，索陪着笑脸儿褪后趋前。"形容因害怕而胆乱颤、心发慌。

　　《碧桃花》是一部情节与文笔俱佳的科幻灵异小说演变的折子戏，宣扬男女情爱的美好，情节跌宕起伏，扣人心弦。其中第三折描写的是受封建礼教之苦的徐碧桃，以女鬼身份与未婚夫张道南暗中幽会，被萨守坚真人设坛施法捕捉一事。

成语寓于中医

　　暂且不议戏里故事真与假，我们就说"胆战"真的会"心惊"吗？事实告诉我们，胆战心惊是真实存在的。其实，人们早就发现遇到害怕的事，会感觉胆在颤，心也在抖。为什么会这样？

　　西医告诉你，胆和心是关联密切的。因为在人体解剖学上，心脏和胆囊的神经支配在胸4～5脊神经处存在交叉，当胆囊有毛病时，会通过胸4～5神经反射引起心脏冠状动脉收缩，诱发心脏疾病。反之，心脏的毛病也会通过此神经反射波及胆囊。这也是为什么胆囊手术不慎可以导致心跳骤停，心肌缺血疼痛会表现在胆囊区域的原因。同时，胆囊储存的胆汁中含有大量的胆红素及胆酸，它们都是兴奋迷走神经的物质，任何原因引起胆囊病变，使血液中胆红素和胆酸浓度增高，都可以引起迷走神经反射，抑制心肌细胞能量代谢，降低心脏功能。西医上把这些现象叫作"胆心反射""胆心综合征"。

　　中医没有"胆心综合征"的说法，但是中医早就发现心和胆有亲密的关系，所以有"心与胆相通"的理论。而中医的经络理论对此做了很好的阐释，让我们不得不佩服中医的伟大，它早在几千年前就认识了"胆心反射"这一现象，并为此做了理论总结。在中医理论里，经络是一种看不见摸不着，但确实存在的神秘通道，它纵横交错，像网络一样遍布全身，起着运行全身气血、濡养机体、沟通人体上下内外、感应传导信息的作用。

　　足少阳胆经是人体十二经脉中重要的一支，胆经是从头部绕往身体侧面，并达到脚尖的一支非常长的经脉。它与手厥阴心包经在脉络、经别、经筋行走通路上的许多部位都有交互贯通，这使胆与心有了扯不断的密切关系。胆与心相互影响和相互作用的原因就在于此。

明白了这些道理，就知道"胆战"真的会"心惊"。在现实生活中，我们如果胆囊区或上腹部疼痛，检查没有发现肝胆或上腹部有问题，那一定得考虑会不会是心脏的毛病；患胆囊炎、胆结石时，也要注意保护心脏，因为胆囊疾病完全有可能诱发心肌缺血、心绞痛和心肌梗死；医生给病人做胆囊手术时，一定要手法轻柔，否则可能会因为手法粗劣而刺激胆囊，引发心脏意外事件。

在日常保健上，更应注意胆和心之间的关联。心脏病患

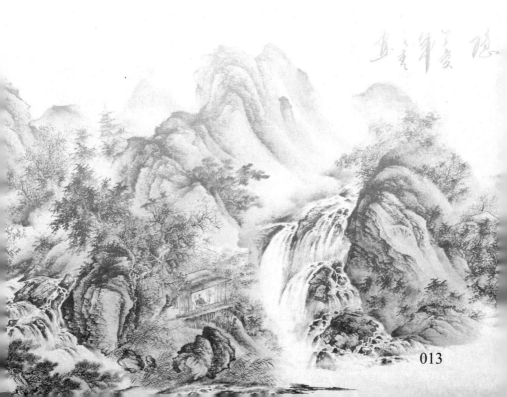

者，即使没有胆囊炎，也不可以过度食用刺激性饮食和油腻饮食，也不可以暴饮暴食和过度饮食。

蕴含的哲学思想

客观事物具有普遍联系性，任何事物都不是孤立存在的，它们之间都有内在的联系，相互影响，相互制约，对立统一。科学越深入发展，越能证实客观事物之间普遍联系性的存在。恩格斯曾经就此举列说明：如果我们把两种极不相同的物体，假如拿一块陨石和一个人进行比较，似乎找不到什么共同点，但只要仔细观察，认真思考就会发现，起码"有重量"是二者共有的。实际上，在二者之间存在一个无限系列的其他自然物和自然过程。

胆与心，看似完全不同甚至不处于同一个解剖部位范围的两个脏腑之间，居然也有着必然的联系，相互影响，可见事物之间存在很多内在联系。所以，出现心脏不适时，要考虑胆的因素。胆区疼痛时，也要排除心脏的毛病。这是中医的哲学思维。

4. 唇亡齿寒

事物的普遍联系

出处及概要

成语"唇亡齿寒"出自左丘明《左传·僖公五年》中的一则故事。字面意思为口唇都没有了，牙齿也会觉得寒冷。常常用来形容休戚相关、荣辱与共的双方关系。与兔死狐悲有几近相同的含义。

《左传·僖公五年》里讲的这则故事，是春秋时期晋国想举兵攻打虢国，无奈中间隔着虞国，晋献公便向虞国借路伐虢国，虞国大夫宫之奇劝虞君说，虞虢两国像嘴唇和牙齿之间的关系，唇亡则齿寒，一旦晋国灭掉虢国，虞国也会跟着灭亡了。但虞君未听劝告，最终被晋国所灭。

成语寓于中医

解剖结构上，口唇和牙齿从来都是待在一起的，可以说是不弃不离的一对与饮食和说话有关的器官。不仅是解剖上的相邻关系，就口唇和牙齿的根本来说，它们之间也有着太多的关联，体现唇齿相依、利害相息的密切关系。

中医认为"脾开窍于口，其华在唇"。什么意思呢？脾胃是吸纳、消化和吸收食物，为全身提供营养物质的主要器官，不仅胃直接与口腔相连，脾也通过经脉与口舌相连，而口唇是脾功能的外在表现。脾脏的寒热虚实、强盛衰弱，都能在口唇上反映出来。比如：脾虚的人，口唇颜色淡白；脾胃火重的人，口唇会起泡。

同时，中医认为"肾主骨"，"齿为骨之余"，意思是说肾是骨骼发育的根本和重要支撑，牙齿的好坏也取决于肾的功能。换言之，肾的盛衰虚实都可以从牙齿的形态上表现出来。牙齿坚固润泽是肾气旺盛、津液充足的表现，牙齿松动、晦暗无华、自行脱落则是肾气不足的表现。这也是为什么年纪越大，牙齿缝隙越大、牙齿越少的原因。

除此之外，在中医理论中有"肾为先天之本，脾为后天之本"的说法。意思是说，肾是人体生命的本原，它是决定人体先天禀赋强弱、生长发育迟速、脏腑功能盛衰的根本。与之相对应，脾将气血精微物质输送到五脏六腑、四肢百骸、五官九窍、皮脉肉筋骨，以供它们活动之需，是人体气血化生之源。人的生长发育，必须依靠健康的脾给肾提供源源不断的气血津液的营养，才可以维持人体全部的正常机能。

肾虚则牙松动脱落，咀嚼功能下降，脾胃会出毛病，在口唇上会有表现；脾胃气虚，消化能力差了，肾的濡养跟不上，牙齿会松动脱落。当然，脾虚、肾虚的表现还有很多，远不止口唇和牙齿。

知道了唇亡齿寒中包含的医学道理，我们更要注意养生保健中对脾和肾的呵护。暴饮暴食、偏食偏嗜、劳役过度、饮食不洁、忧思太过、过食寒凉等都是伤害脾胃的做法，需要避之；滥用药物、睡眠不足、缺少运动、长期憋尿、大便不畅、房事不节（洁）、足底不温等都有可能伤害到肾，也需要避免。一些慢性病，如高血压、糖尿病等也会伤害肾，应该及时治疗与控制。

一些有利于脾胃和肝肾的食物，可以根据个体情况，适当选吃一些。如红薯、山药、大枣、糯米、峰蜜等，有助于改善脾胃气虚。桑椹、黑木耳、黑芝麻、枸杞、乌鸡等，有助于肝

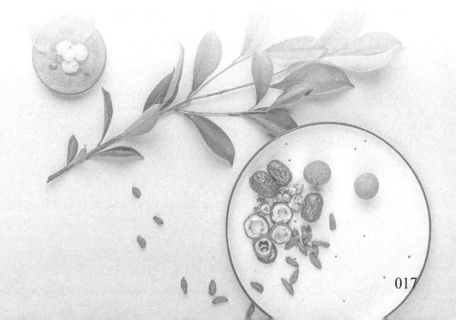

肾。日常饮食中，这些食物都可以适量食用，但都不可为过。

另外，强调一下补肾和养（护）肾的区别。补肾是中医的治疗方法，通常以服用中药来进行；养肾、护肾主要是在生活起居中，通过饮食、运动等来实现。一般来说，只要没有明显的肾阴阳虚实失去平衡的情况，不建议药补，只需在日常生活中进行养护就可以了。

蕴含的哲学思想

事物是相互联系的，是普遍联系的整体。所以，要用联系的观点看问题，不可随意割裂事物之间的客观联系。有时候，事物之间的联系，其方式之多，其内涵之深，在某种意义上会让人惊异，那正是事物的普遍联系性所在。

唇和齿解剖上是相依关系，而它们之间除了直接联系外，还存在通过脾和肾而达成的间接联系，它们之间相互影响和相互制约。所以，保护好它们的主使脏腑脾和肾，是事半功倍养生防病的需要。

5. 十指连心

事物的普遍联系

出处及概要

成语"十指连心"出自明·许仲琳《封神演义》第七回："十指连心，可怜昏死在地。"十指连心，伤着哪一个都疼。形容自己与亲人之间的亲密关系。

《封神演义》是创作于明代的长篇小说，讲述武王伐纣的故事。在第七回里讲姜皇后见纣王无道，和妲己日夜宣淫，清歌奏篌，不理朝政，残害忠良，便怒而劝谏。妲己为泄私愤，怂恿纣王惨害姜皇后，在姜皇后被剜双目以后，为达目的，继续对姜皇后残害，以铜斗炮烙姜皇后双手，至其昏死。

成语寓于中医

十指真是连着心的吗？西医学上，十个手指上有丰富的神经支配，不管哪一个手指受到伤害，都会通过神经反射到大脑痛觉中枢，产生疼痛感。小说《红岩》中有这样一个情节，敌人为了让江姐开口供出地下党组织，对她使用了在每个手指上插竹签的酷刑，却没想到这个看似柔弱的女人，承受了常人难以承受的痛苦，宁死也不出卖同志，为我们树立了一个女英雄的光辉形象。

中医学上，十指与身心的关系更为讲究。中医经络学说里，每一个手指上都有经络与脑相通。中医视脑为"心"，"心主神明"，故有十指连心的说法。

更有意思的是，中医认为人体的器官都是相通的，手指与人体的五脏相对应。大拇指上有肺经走行，并与肺相通对应。民间有揉搓按摩后刺破大拇指放血，泻肺火来治疗感冒发烧咳嗽的，据说效果很好；食指有大肠经走行，并与肠胃肝相对应，常按摩食指可以改善便秘的情况；中指有心包经走行，与心包及周围组织相对应；无名指有三焦经走行，什么是三焦？张景岳说"三焦者，确有一腑，盖脏腑之外，躯壳之内，包罗诸脏，一腔之大腑也"；小指有心经和小肠经走行，对应心和小肠。这样看来，十个手指的确与全身都有着密切的关联，这也是为什么一些脑卒中和心肌梗死患者发病之前，会表现为手指麻木和疼痛。由此可见，十指连心并不是无中生有，确实是有中西医的医学理论来做支撑的。

由于手指与全身的关系，人们可以通过手指的外观、性状来初步判断和预测健康情况。比如：大拇指粗短呈棒槌状，可能是心肺疾病的表现，大拇指过于薄弱，容易患神经衰弱、头痛失眠等疾病；食指苍白瘦弱，可能是消化系统功能不好的表现；中指苍白细弱、偏曲，可能与循环系统功能欠佳有关；无名指过短、苍白、偏曲，可能与元气太虚、内分泌系统功能过弱有关，这样的人易出现生殖功能紊乱、内分泌失调、失眠等病症；小指短小、苍白、过度弯曲，提示肾气不足，女性易患月经不调、不孕症，男性易患阳痿早泄。当然，需要除外一些先天性或外伤性手指畸形。

此外，手指端头呈杵状，是长期肺病致身体慢性缺氧的表现；指甲苍白、外翻呈反杓状，是长期贫血未得到纠正，气血亏虚的表现；指甲青紫，可能是急性缺氧或亚硝酸盐中毒的表现；手指疼痛麻木，可能是中枢神经或周围神经系统疾病的表现；一些人手指常年干燥脱皮，是周围循环不畅，津液不能濡养手部皮肤的表现。

因为手指与全身脏腑的对应关联，疾病会在手指状态上有所体现，但诊断疾病时，不能仅凭手指，还要充分望闻问切，结合其他方面的情况综合判断。

知道了"十指连心"的医理，我们可以通过按摩手指进行日常养生保健。比如：通过挤压中指提神，消除疲劳，改善呼吸功能；通过轻压无名指安神，增加心脏活力；挤压指肚利消化，减轻头痛和颈背疼痛；坚持每天玩一些手指运动游戏，以激活全身系统功能。

蕴含的哲学思想

马克思主义哲学认为，事物是普遍联系的，世间的一切事物及现象、过程及事物内部各个要素之间是相互联系、相互影响、相互作用、相互制约的。

中医通过经络、气血证实了十指与心有千丝万缕的关联，并总结出了脏腑功能改变在十指上的表现，为疾病的诊断提供了参考。通过对十指的按摩等刺激，可以间接改善脏腑的功能，这为养生保健提供了多样的方式方法。

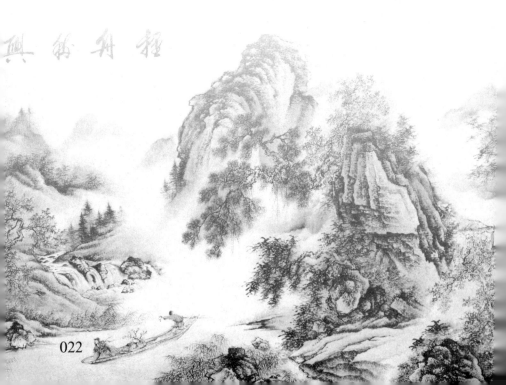

6. 神圣工巧
事物之间的因果联系

出处及概要

　　成语"神圣工巧"本指中医诊病四法"望闻问切"。出自《难经·神圣工巧》："望而知之谓之'神'，闻而知之谓之'圣'，问而知之谓之'工'，切脉而知之谓之'巧'。"作为成语，它也有医道高深、医术巧妙的意思。

　　明代著名文学家冯梦龙的白话文短篇小说《醒世恒言》里就叙述了青州城李清"慕仙好道"，七十大寿之日，自云门山而下求道，最终成仙的故事。故事中有这样一个情节，说李清在青州城里开医馆，时逢城里害小儿瘟，李清既不诊脉，也不面病，只开药一帖给人，治好不少病儿。有人疑惑不解，讨问究竟。李清说："你等疑我不曾看脉，就要下药。不知医道中，本以望闻问切目为神圣工巧，可见看脉是医家第四等，不是上等。况小儿科与大方脉不同，他气血未全，有何脉息可以看得？总之，医者，意也。"

成语寓于中医

尽管李清说"医者，意也"，说诊治疾病是有窍门的，比如：首看本年是甚司天，以辨温凉；二看病患是哪里人，或近山近水，分个燥湿；三看病患来自何等人家，富贵或贫贱，分个消补。细细问了证候，该用何等药，出些巧思，按君臣佐使加减成方，自然病随药去，但临床诊病"望、闻、问、切"的中医传统诊病方法也还是不能丢的，它是中医辨证施治的重要依据。望神色形态，闻声息气味，问寒热因果，切脉触肌肤。以此四诊结合天地四时判断疾病的阴阳、寒热、虚实、表里，方可准确诊断疾病，这就是所谓中医的"四诊八纲"。

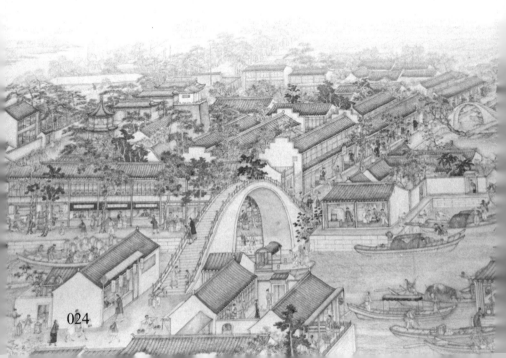

　　四诊八纲是中医诊断疾病必不可少的手段，也是中医诊疗思维的基础。通过四诊结果，结合发病的其他因素，综合判断疾病的证型，才能使疾病得到准确的治疗，药到病除。

　　比如：一个发热出汗的人来看病，发热和出汗只是疾病的症状和表现，其实质是什么，就需要通过综合判断。如果病人平日体质壮实，本次由于外感风邪引起高热不退，汗出较多，没有昼夜之分，面红、脉滑数，应该考虑表证、实证。临床上一些风热感冒就属这种情况，治疗上宜以表散法来治疗。如果病人长期体质虚弱，或者久病之后未得到恢复，本次是长期低热，晨轻夜重，出汗总是在病人睡着的过程中，或醒来之时，病人精神差、衰弱、脉象细弱。一些慢性消耗性疾病，如肺结核等就属于此种情况，要考虑是虚证、里证，宜用清补之法治疗。

　　临床上，类似这样症状相同而实质不同的情况数不胜数，如果不通过四诊八纲准确辨证，就有可能出现"下错药"的情况，本该表散的用了清补之法，本该清补的用了表散之法，则适得其反，不仅治不好病，还会出事故。

蕴含的哲学思想

　　唯物辩证法认为事物之间具有普遍联系性，因果联系是其中一种重要的联系形式。因果之间既有先行后续，又有引起和被引起的关系，原因与结果相互区别、相互联系。承认因果联系的普遍性和客观性，是人们正确认识事物并进行科学研究的前提；正确把握事物的因果联系，才能提高人们实践活动的自觉性和预见性。

"望、闻、问、切"四诊，本来是中医诊治疾病的基本方法，其与"神、圣、工、巧"的关联，体现的是事物之间的因果联系。一望而知病情的医生，肯定是医术最高明的医生，是神医，有神术；在《辞海》里，"闻"和"圣"都有听的意思，同时，"圣"的意思仅次于神，医生凭"听"就知道疾病，当然能称之为"圣"了；通过询问可以知道疾病的人，也称得上是个合格的医者；切脉是个意会重于言传的技术活，凭切脉就能诊断疾病，当然是很巧了。所以，用"神圣工巧"来借指"望闻问切"，它们之间是有因果联系的。

当然，为了做出精确的诊断，我们不能仅凭四诊中的一种方法来以偏概全，而应该以四诊合参来全面地认识疾病，这才是科学的态度。

7.否极泰来

矛盾双方的相互转化

出处及概要

成语"否极泰来"出自中国典籍《周易·否》和《周易·泰》。意思是逆境到达了极点，就会向顺境转化。相应的，好运到了尽头坏运就来了。

成语里的"否"与"泰"是《周易》中的两个卦名。天地不交谓之否，否卦表示不顺利。天地交谓之泰，泰卦表示顺利。有趣的是，《周易》六十四卦圆环中，"泰"卦之后是"否"卦，而"否"卦轮回一圈后才会再变成"泰"卦，说明事物从好变坏容易，而从坏变好难。这也是《易经》阐述的自然道理。

成语寓于中医

此成语引入中医养生保健，让人联想到阳极阴生，阴极阳生，天人合一，适者生存。

中医整体观认为，人是天地之间的一分子，与花草树木，与鱼鸟虫蛇一样，只有顺应天地自然的变化，才能很好的生存，是谓"天人合一"。

大自然有冷热交替，四季变换，这是自然界阴阳转换互生的结果，人在其中，就一定得顺从适应这种自然界的变化，不可逆天行事，否则就会损害健康。顺从适应自然变化，也是养生保健重要的方式之一。

比如夏至，它是阳极阴生的时间节点。中医理论中，夏至是阳气最旺的时候，也是"阴阳争死生分"的时节。俗话说的"夏至阴生"，就是说尽管这个时节天气炎热无比，但阴气已经开始生长，是阴阳交替的时候，人在其中，若不注意顺应这种变化，就容易患各种疾病。所以，中医强调夏至时节养生保健，要静心养神，调整作息以避暑热，吃清泄暑热的饮食，避免过度运动，顺应大自然阳极阴生的自然现象，以使人体阴阳变化适应自然界的变化，维护健康。

比如冬至，它是阴极阳生的时间节点。中医阴阳五行学说中，冬至是阴阳转化的关键时节，此时阴气最盛，而阳气初始，阴阳交替，是谓"冬至一阳生"。尽管此时很冷，但过了冬至，黑夜一天天变短，白昼一天天变长，春天指日可待，这些都是阴极阳生的结果。此时，人体内阳气也开始蓬勃生发，所以冬至节气的养生保健，也要从顺应天地自然变化、滋阴护阳入手。冬季应早睡晚起，养精蓄锐以护阳气；还可以吃一些温性的饮食，以助力阳气的升发；以滋补性的中药为主的膏方，也是冬至时节养生保健的较好选择。

除此之外，人的衰老也是一个阳极阴生的过程。太极生命钟理论认为，人的衰老始于生命周期的阳极，人的生长期一结束，衰老就开始了。为了避免过快衰老，采用一些必要的方法来推迟人体生命周期"阳极"的到来时间是可能的。比如坚持养生穴位艾灸和按摩，坚持规律而适度的运动，保持良好的睡眠，做到饮食有节和劳逸有度等，都是可行的。

蕴含的哲学思想

矛盾双方在一定条件下可以相互转化。"物不可终通，故否极泰来；但物亦不会终否，故泰极否来。"这些事物发展变化的常理，现实生活中常常能得到有力的佐证，比如：乐极生悲，苦尽甘来，因祸得福等。

"否极泰来"不仅是自然和社会的发展变化规律，也是我国古代哲学的智慧，是对中医阴阳学说的最好旁证和总结，对养生保健具有重要指导意义。

8. 离经叛道

辩证否定观

出处及概要

成语"离经叛道"出自元代费唐臣《苏子瞻风雪贬黄州》第一折:"且本官志大言浮,离经叛道。"字面意思是不按规定的路子走,用来形容离开经书上的理论思想,反叛道义,泛指背离占主导地位的理论或学说。

杂剧《苏子瞻风雪贬黄州》,主要描写苏轼因反对王安石变法,被贬为黄州团练副使的故事。其中第一折讲的是,身为丞相的王安石,与翰林学士苏轼不合,意欲报复,令御史李定等人,告苏轼赋诗谤仙新政,以达到置之死地的目的。后来有名的"乌台诗案"便是王安石导演的这场文字狱。

成语寓于中医

我们做任何事,都希望是沿着正确的道路行进,而不是离

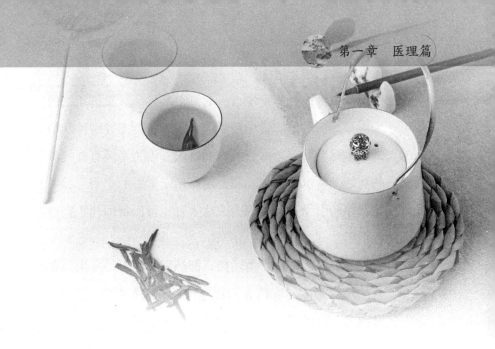

经叛道。中医在治疗疾病上也是这样，希望所用之药沿着正确
的走向，达到准确的位置，实现药到病除的目的。

　　为了达到这个目的，聪明的中医先贤发明了"药引子"这
个有趣的东西。什么是药引子，用中医的行话来说，就是"引
药归经"。换句通俗的话来说，这药引子就是指路明灯，它牵
引着我们吃下去的方药到达病变部位或某一经脉，从而发挥最
大的治疗作用。

　　当然，这作药引子的东西不是凭空而来的，而是中医先贤
们长期治疗经验的总结。在中医药里，可以作药引子的东西有
很多，酒、淡盐水、蜂蜜水、米汤、茶水、红糖水、葱白汤、
姜汤等都可以应对不同的病证而成为很好的药引子。

　　比如一些颈腰肩腿痛类的病证，就可以用温热的黄酒作药
引子，送服相应的中成药或中药，黄酒通过自身的发散作用，

把药力引到相应经络和病变部位，起到舒筋活络、发散风寒的作用；因胃不好而吃健脾胃中药的人，或者长期需要吃清热中药的人，医生都会叮嘱以温热的米汤送服，因为米汤有益气养阴润燥的功能，可以保护胃黏膜；吃作用于肾脏的中药时，一般以淡盐水作药引子送服，因为咸味入肾，可以帮助药物直达肾脏而起作用。

有人说，中医之秘就在引经药，即药引子。引经药用得好不好，直接决定疗效。有这么一位连续晨起腹泻数年的患者，诊为脾肾两虚，服用理中汤可暂时收效，但过不了几天病又复发，后来换了一位医生，也用理中汤，只不过，去掉了甘草，加上细辛和吴茱萸作引经药，三剂药下来，病就好了，未再复发。为什么？因为甘草归经于中焦，而该患者腹泻病因重在肾虚，细辛正好可以引药入肾，吴茱萸温肾暖膀胱，使病证迎刃而解。

古代中医擅长用药引子，流传下来很多佳话。清代，有人因锁事缠身而患重病，整天头晕脑胀，不思饮食，多方求医均不见效，后来求到名医傅山。傅山诊后认为属劳心过度损伤肝脾，便说开方不难，但药引难寻，他说的药引子是"人脑百个"和"盘龙草百条"。患者不解，傅山解释说：人的头油是人脑之髓，都渗在草帽上，所以这渗透了头油的旧草帽便是人脑，盘龙草即是戴过的旧草帽，它饱受汗精滋养，故能治病。但这两味药需要你亲自去寻来才有效。自此，为了治病，这位患者每天到处去寻药引子。时间一天天过去，心情越来越好。

一年后，患者带着药引子找傅山开药，傅山说不用再开药方了，我让你寻这药引子就是让你转移意念，忘掉烦恼，活动筋骨。现在你不是好好的吗？当然，这是名医傅山治疗情志病的一种智慧。

药引子是中医治疗不可或缺的，把它用好了事半功倍。通过对成语离经叛道的释疑，我们知道药引子在中医药里的重要性，也就不会觉得奇怪了。

蕴含的哲学思想

成语"离经判道"很长一段时期内都被当作是贬义词来使用。如果把"经"看作经典理论或权威观点，把"道"理解为物之固理，势所必然，那么要取得成功，当然不可以离经判道。但是，如果以发展的眼光看，这"经"已是老旧的不科学的理论或方法，这"道"因事物的发展，已经偏离了物之固理，如果还遵经守道，势必一事无成，这就需要用辩证否定观和辩证法的革命批判精神去创新。

就中医药引子的应用而言，一些人认为是无稽之谈。但是，如果从情志病的角度去理解，从疾病大多具有身体的和心理的双重性去理解，或者从药物的性质以及科学配伍的角度去理解，也是非常有道理的。中医千百年来留下的一些宝贵经验是值得遵循的。

9. 天人合一
事物的独特性和共通性

出处及概要

"天人合一"是我国哲学史上一个重要命题演变而来的词语，逐渐发展成为一种哲学思想体系，构建了中华传统文化的主体。此成语最早出自北宋张载《正蒙·乾称》："儒者则因明致诚，因诚致明，故天人合一，致学而可以成圣，得天而未始遗人，《易》所谓不遗、不流、不过者也。"千百年来，作为一个法则，用以指导社会生活实践。天人合一思想认为，宇宙自然是一个大天地，人是一个小天地。人和自然在本质上是相通的，一切人事均应顺乎自然规律，达到人与自然的和谐。

成语寓于中医

天人合一思想，也是中医整体观的重要组成部分，是中医诊治疾病和养生防病需要遵循的重要原则。成书于春秋战国时期的《黄帝内经》就依据天人合一思想中的"天地同律"原则创建了"五运六气"历法，把时间、气候演变和人体生理现象结合起来，指出人与天地时空存在随应而动和制天而用的关系。

对四时之性，《黄帝内经》里有"春生、夏长、秋收、冬藏"的总结。对人之于四时之变，也有"故智者之养生也，必顺四时而适寒暑"的说法。用通俗的话说就是：人是大自然中的一分子，与花草树木、鱼虫鸟兽没有区别，只有顺应自然的变化，才可以健康生长，如若逆天地而行之，就会自取灭亡。

由此联想到中医诊治疾病，有经验的中医，一定会考虑到天时和地域特点对疾病发生发展和转归的影响，把大自然对人体的致病因素考虑进去，准确辨证辨病，选择合适的治疗方药。比如同样是中暑，中医把在日光下暴晒致中暑的诊为"阳暑"，而把因吹空调等受寒邪而导致机体散热困难引起的中暑叫"阴暑"，充分考虑了自然因素。两者在治法上不一样，前者可喝绿豆汤解暑，后者则需要喝生姜汤或香薷散解暑。

就养生保健而言，天人合一的思想更是重要的指导原则。一般来说，养生都要顺应季节的变化。比如：春天转暖，万物生发。起居应与春天同步，"夜卧早起，广步于庭"。饮食应以温热清淡养阴之品为主，忌发物，滋补宜以清补为主，不宜服大寒大热之补品。夏天是阳气最盛的季节，万物生长到极致，暑热难耐。此时起居宜"夜卧早起，无厌于日"，饮食宜清淡，适当加清热解毒之品。若补，则以滋阴补气为主，不宜过多温补和服用滋腻厚味之品。到了秋天，阳气渐收，阴气渐长，此时人体也应顺应四时变化，以防燥养阴、滋阴润肺为主。起居宜"早卧早起，与鸡俱兴"，饮食宜甘润，滋补宜少辛增酸，选沙参、川贝、麦冬、百合等润肺滋阴之品比较好。冬天，天寒地冻，万物潜伏闭藏，寒邪易伤人体阳气。此时，起居宜"早卧晚起，必待日光"，敛阳护阴，饮食宜选温热升阳之品，如韭菜、桂圆、甲鱼、羊肉等。

就运动养生而言，也应遵循天人合一的原则。立春时节不宜进行高强度运动，以免过度运动而伤阳气；立夏时节运动量

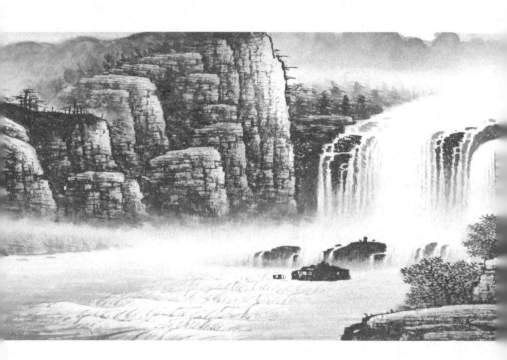

要减少，以免暑热运动过度出汗而伤津伤阳；立秋运动需防感冒和肺燥，所以运动量也不宜过大，但秋天可以进行一些耐寒锻炼；立冬运动需要等候日出，不可早起出门就锻炼，同时也要防止大汗伤身。

蕴含的哲学思想

哲学思想认为，事物具有独特性，也有共通性。天人合一就是事物独特性和共通性的体现，它本身就是一种哲学思想，承认人和自然界有统一性，认为人是自然界的一部分，也是自然界的产物。人在自然界中生活，受自然规律的制约。自然界是个大宇宙，人体是个小宇宙，大小宇庙相通相息，互辅相成。

明白了天人合一的自然法则，就明白了大自然与人是一个不可分割的整体，人受制于大自然，所以要考虑并顺应自然的变化，这才是聪明医生的诊冶思路和聪明人的养生智慧。

10. 肝胆相照

矛盾的对立统一

出处及概要

成语"肝胆相照"出自宋代胡太初《昼帘绪论·僚寀》："今始至之日，必延见僚寀，历述弊端，令悃愊无华，肝胆相照。"用来形容亲密的关系，以及坦诚交往共事，相互照应。

宋代胡太初是天台（今浙江）人，宋理宗端平二年（1235年），他的"外舅"陶用亨出任香溪知县，胡太初就写了《昼帘绪论》赠给他，以示庆贺和警勉。十七年后，淳祐十二年，胡太初在处州知州任上，复得原稿，便版刻成书，发放属县。全书分为十五篇，讲的都是居官之道，大致内容是说为官如何廉洁清心、勤政爱民。"僚寀"为其中第四篇，这句话讲的是为官者如何让同僚能够坦率真诚，坦诚共事，相互照应。

成语寓于中医

事实上，就解剖位置和生理功能而言，肝与胆，的确是一对患难与共的好"兄弟"。

西医解剖上，胆囊位于肝的脏面，有胆管与肝管相通。肝脏分泌的胆汁先流到胆囊里贮存起来，需要消化食物时，胆囊收缩，把胆汁挤入肠道。一旦肝脏病变使肝内胆管阻塞，不仅肝脏会发生自身消化，胆囊也会因此受牵连，无胆汁可用。反过来，一旦胆囊因各种原因，如炎症、结石、肿瘤等使胆总管堵塞，不但胆囊会肿大甚至穿孔，肝脏也会因分泌的胆汁不能排到胆囊而发生病变。所以，肝和胆不仅是一对连襟的好"兄弟"，更有一损俱损、一荣俱荣的密切关系。

在中医脏腑学说里，肝与胆互为阴阳里表，有经络联系。人们把胆称为"肝府"，二者像双胞胎一样，常常被相提并论，在治疗上也是肝胆同治。中医对肝胆位置关系的认识与西医解剖学大同小异，认为胆附于肝，胆汁来源于肝，肝脉下络于胆，胆脉上络于肝，构成脏腑表里关系。生理情况下相互配合，病理情况下相互影响。如肝失疏泄会影响胆汁的分泌和排泄，胆汁排泄失常，会影响到肝。这也是人们为什么用"肝胆相照"来形容密切的相互照应的关系。

知道了肝与胆的这层关系，我们治疗肝胆疾病时，就知道了肝胆同治的重要性。比如肝胆火旺、肝胆湿热时，会出现胁痛、口苦、黄疸、呕吐等病状，采取清肝利胆的方法治疗，既治了肝又治了胆，效果也会很好。

另外，肝胆关系密切，各司其职。中医称"肝为血海"，起储藏和调节血液的作用，肝只有升发疏泄得当，血才会随气而行，濡养身体。胆是主管决断的，胆气虚，人就会多疑、胆小、善太息（常叹气）。现代一些精神类的疾病都与肝胆气虚有关。

所以，在养生保健上，我们应该做好以下几个方面以护住肝胆之气。第一，睡好子午觉，午时小睡，子时前必须入眠，因为胆经在子时最旺，肝经在丑时最旺，这时候进入深睡眠，可以滋阴潜阳，有利于肝的再生、肝血净化和胆汁代谢。第二，春天早起不懒床。中医认为，每天早晨5点左右为一天的"惊蛰"，这时，人们要像惊蛰时的虫子那样苏醒活动，而不是卧睡。起得太晚，不利于体内气血畅通。第三，保持心情平和，因为不良情绪可以使肝脏疏泄失常，怒伤肝，喜怒忧思悲恐惊，七情均可伤肝。肝伤则胆衰，久而久之，就会出现抑郁、失眠等精神疾病。第四，适当吃一些补益肝胆之气的食药，如体寒及肝气不足的人，可以吃红糖、阿胶、当归、人参、蜂王浆、桂圆等；肝阳太过的人，吃一些性平性凉的蔬菜，如芹菜、菠菜、绿豆芽等。第五，适度运动，可以助肝疏泄升胆气。

蕴含的哲学思想

对立统一是唯物辩证法的根本规律，事物矛盾双方既统一又斗争，推动事物的运动、变化和发展。事物的发展，是在对立、转化、统一的相互过程中，优化自身及相关事物之间关系的要素与结构，提高自身适应环境、变革事物与促进和谐的功能。两个事物要长期共存，必须以对方的存在、发展为前提条件。

肝与胆，一阴一阳、一里一表的两个事物，因为对立统一，而能共存共荣，也能一损俱损。

11. 以毒攻毒

矛盾的对立统一

出处及概要

成语"以毒攻毒"出自明·陶宗仪《辍耕录》卷二十九："骨咄犀，蛇角也，其性至毒，而能解毒，盖以毒攻毒也。"意思是：骨咄犀（蛇角）的毒性非常大，但能用来解毒，可能是以毒攻毒的缘故吧。后来，引申为利用某一种有坏处的事物来抵制另一种有坏处的事物。

《辍耕录》是一部是有关元朝史事的札记，记录了宋元时期的政治、经济、社会、文化等各个方面的史料，对掌故、典章、文物、小说、戏剧、书画、诗词等各有记叙，杂而全，是一部极其宝贵的史料。

成语寓于中医

中医历来有"以毒攻毒"之说，是指某些毒性较大的药物有着显著的治疗作用。在保证用药安全的前提下，可用适量的有毒药物来治疗恶疮肿毒、疥癣、瘰疬瘿瘤、癌肿癥瘕等病情较重、顽固难愈的疾病。

事实上，"以毒攻毒"在临床治疗和预防保健上已经得到非常明确的应用，我们都熟悉的接种百白破混合菌苗来预防百日咳、白喉和破伤风，就是现代医学以毒攻毒预防疾病的好例子。中医在治疗上以毒攻毒的例子更数不胜数。

比如，我们用斑蝥治疗恶性肿瘤，就是利用其所含毒性成分斑蝥素的抗癌作用。这种被叫作"西班牙苍蝇"的昆虫，其自我保护的方式就是分泌臭气熏天的斑蝥素来对抗敌害。斑蝥不仅有很强的肾毒性，使用不慎，对全身各系统都可造成损害。服用斑蝥制剂不当，可出现口腔黏膜溃烂、心肌损害、腹痛腹泻、尿血、四肢麻木等症状和体征。

但是，它在抗肝癌等恶性肿瘤方面确实有其独特的疗效，可以起到破瘀散结、消肿除块之效，堪称以毒攻毒的绝好例子，关键是怎么把握适应证和使用剂量。考虑到斑蝥有大毒，一般情况下，不宜常规使用。若必须使用斑蝥或其制剂，建议一定要谨遵医嘱，不可随意加量，不可随意延长用药时间，不可听信民间疗效传奇而盲目使用。

再比如，蝎子是名贵中药，同时也是有毒的中药，有祛风、定痉、止痛、通络、解毒的作用。临床用它来治疗脑炎、惊风抽搐、脊髓炎、乙肝、风湿及骨关节病，取得很好的疗效，对很多种病毒有明显的抑制作用。药店有售的大活络丹、人参再造丸等都含有蝎子，它的有效成分蝎毒是一种神经毒素，用药过量就会造成中毒，出现肢体麻木、头昏、流涎、畏光、鼻出血、发热、全身不适、肌肉疼痛与痉挛、血压升高，或出现恶心、呕吐、胃肠出血、肺水肿等，重者会因呼吸中枢麻痹而死亡。

所以，在使用全蝎或含有蝎毒的中药时，也应注意要遵医嘱使用，千万不可偏听偏信民间验方，不可随意生吃活吃，不可把蝎子当补益之药，不可随意加大医嘱剂量。特别指出，小儿对蝎毒更为敏感，在用全蝎治疗小儿惊风时，一定要多观察服药后的情况，一旦出现上述蝎毒中毒的症状，必须尽快到医院治疗，一经确诊，要尽快使用抗蝎毒血清来治疗，这种治疗也是以毒攻毒的一种方式。

民间很多保健习俗其实也是以毒攻毒，只是我们习以为常，并未深思和探究罢了。端午节很多地方有喝雄黄酒的习俗，认为在春夏交替、百虫易生的时节，人容易患病，此时喝雄黄酒，可以祛病除秽，保健强身。其实，雄黄的主要成分是硫化砷，如果雄黄酒制作不慎，或服用过多，都会引起砷中毒。砷中毒（砒霜中毒），主要表现为消化道症状，如腹痛腹泻、恶心呕吐、便血等，重者可出现头痛、烦躁、谵妄、心肌损害，甚至死亡。

蕴含的哲学思想

以毒攻毒,从其基本原理上讲是相生相克的一种自然现象,是事物对立统一规律的体现。

以毒攻毒的原理应用好了,可以造福人类,比如以腹蛇提取物为原料制作的抗栓酶,就是上好的治疗血栓性疾病的好药。有的时候,我们必须选某种毒性较大的药物来对抗我们身体的疾病,但是,要严格掌握毒性中药使用的适应证和用量,切不可盲目使用。

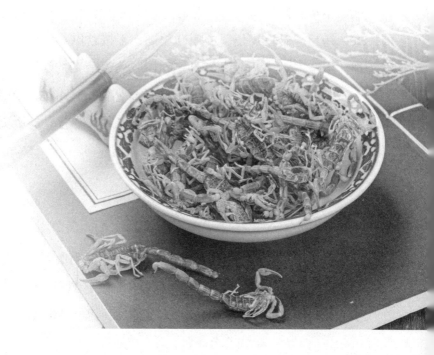

12. 不按君臣

事物联系的普遍性

出处及概要

成语"不按君臣"出自《水浒传》第111回:"解宝身边取出不按君臣的药头,张人眼慢,放在酒壶里。"指中医方剂中,违反"君臣佐使"的用药原则,不按君臣,就是违反药理,不分主辅,胡乱用药,后来引申为使用毒药的隐语。

《水浒传》是元末清初施耐庵的章回体长篇小说,中国四大名著之一,讲述的是以北宋末年宋江起义为背景的历史故事。第111回中讲的是宋江智取润州城的故事。

成语寓于中医

这里引出成语"君臣佐使",它其实也是中医方剂的学术用语。中医之伟大,在于它不仅研究生命的本源和进程,研究疾病发生发展的病机变化和治疗,研究如何养生和防病,还将历史、人文、哲学、传统文化和自然规律与人体生命融为一体，形成一个天人合一、休戚相关、荣辱与共的生命体系，即整体观。

即便在中药方剂配伍组成上，也运用中国传统文化"四象结构"的理念，形成"君臣佐使"各药之间相互扶助、相互制约、相辅相成的动态平衡，以达成最合理的方剂结构，达到最好的治疗效果。所以，一张完整的中药处方，应该有君药、臣药、佐药和使药，就像君主、臣僚、僚佐、使者四类人在一个机构里各司其职一样。值得提出的是，中医也讲究灵活，针对病证的简单和复杂情况不同，用药味数可多可少，但是一方之中，君药必不可缺，而臣、佐、使三药则可酌情配置或删除。比如有名的清暑良方"六一散"就是由滑石和甘草两味药组成的，其中滑石为君药，甘草为佐使药，其君药和佐使药用量6∶1的剂量搭配也是"六一散"方剂名的由来。

所谓君药，就是起主要治疗作用的药物，它是处方的主攻方向，其药力居方中之首，是组方中不可缺少的药物。一国不能有二君，一般来说，一张方药配伍处方中，君药只有一味。特殊情况下，方药中也可以有两味君药。

所谓臣药，是辅助君药加强治疗的药物，大臣们给力，辅助君王治国理政，国家才得以昌盛。臣药的作用也在于此，一般一张方药配伍处方中，臣药可以有两到三味。

所谓佐药，佐药的意义有三个，一是佐辅治疗兼证（与主证伴发而来的病证）；二是为佐制君药、臣药的副作用，以消除或减缓主药的毒性或烈性；三是反佐，即与君药药性相反，又能在治疗中起相成作用。一般来说，一张方药配伍处方中，佐药可以有五到九味。

所谓使药，它的主要意义有两个：一个是"引药归经"，就是我们常说的引经药，指引或吸引方中诸药直达病所；二是调和诸药，使其合力祛邪。比如：素有中草药中"老好人"之称的甘草，就经常作为使药入方。

如果方剂中药的味数少，一个小方子，一般君药一味，臣药两味即可；稍大的方子，可以有两味君药，三味臣药，五味佐药；再大一些的方子，君药一味，臣药三味，佐药九味。这些都是根据病情的轻重缓急和复杂程度确定的。有名的"麻

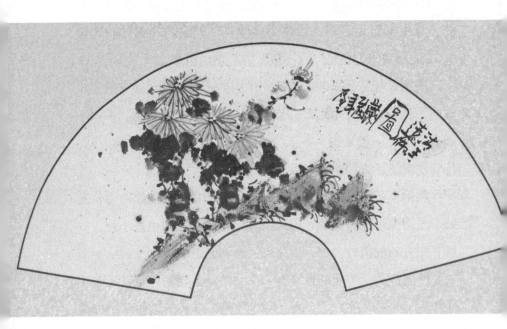

黄汤"就是君臣佐使合理搭配的好例子，麻黄发汗解表为君药，桂枝助麻黄发汗解表为臣药，杏仁助麻黄平喘为佐药，甘草调和诸药为使药。简单的四味药，用它治疗伤寒表证，屡试不爽。

真正好的中医，开处方时是需要动脑筋思考的，君臣佐使怎么搭配，怎么布局，药量多少，怎么用最简便的方子解决最棘手的问题，而不是随意大包围，动辄开几十味的方子，不按君臣佐使，结果不是治病，而是致病。

蕴含的哲学思想

事物是普遍联系的，同时，事物之间的关系又是对立统一的，因而形成了普遍联系的事物之间相互协同、相互制约的状态，使矛盾的双方保持着一种和谐的对立关系。

中医用药主要起调节和整合人体的作用，讲究君臣佐使，就是利用事物的普遍联系性，构造药与人之间互动的本诸自然的太极体系，从而达到最好的治疗效果。不按君臣，就不能合理利用事物之间普遍联系、相携互制的自然属性，当然就起不到好的治疗作用。

13. 因势利导

认识和实践的统一

出处及概要

成语"因势利导"出自司马迁《史记·孙子吴起列传》："善战者，因其势而利导之。"意思是顺着事情发展的趋势，向有利于实现目标的方向加以引导。

典故说的是战国时期，齐国的大将孙膑作为军师，领兵攻魏。他利用对方骄傲轻敌的心理，因势利导，献佯装溃败逃跑之计，诱敌深入，进而一举歼灭魏军。这就是史上有名的"马陵之战"。

成语寓于中医

中医养生和治疗疾病也非常讲究因势利导。根据节气特点及人体四时阴阳变化调养，根据疾病的发生发展阶段、病人的体质、病变部位，顺势而攻，达到保健和治疗的目的。

因势利导养生最好的例子是"睡子午觉"。所谓"睡子午觉"是指子时和午时人一定要睡觉。因为子时是人体阴气最盛而阳气刚刚萌芽的时候，这个时候进入睡眠状态，可以顺势养阳，使阳气可以顺利升发，保证第二天的正常生理活动。而午时是人体阳气最盛，而阴气刚刚萌芽的时候，此时小睡一会儿，可以养护阴气的升发。睡好子午觉可以保证人体阴阳正常的交替，使人健康。

中医治病，因势利导也是常用的方法。比如，对一个邪气在表，表证汗不出的患者，常常用解表发汗的方法来治疗。再比如，病变在内而趋下部者，治疗上常常因势利导，采取利二便的办法来治疗。

其实，早在两千多年前成书的《黄帝内经》里就有"因其轻而扬之；因其重而减之；因其衰而彰之"及"其高者，因而越之；其下者，引而竭之"的治法。其中的轻、重、衰、高、下，可以看作是疾病不同的"势"，根据不同的情况而顺势治病，就是因势利导在中医治病中的具体应用，可以起到事半功倍的作用。中医里有个常见病证名叫"肺气不宣"，病因病机是外邪侵攻、皮毛闭寒，使肺气不能宣通。主要表现是恶寒发热、鼻塞流涕、打喷嚏、无汗、咳嗽等。因为其病邪主要侵犯肺部，肺属于人体较上面的脏器，邪在上焦，按因势利导"其高者因而越之"的治则，就要采取宽胸利膈，宣通肺气，排出痰液的方法。所以，一般以升散、涌吐的方药治疗，可以取得很好的效果。

在药物的服用时间上，也体现出因势利导的智慧。比如，补阳药一般在早晨服，是借阳时服阳药，顺势而为，使阳气易复。导泄药一般午后服，滋阴药晚上服，都是一样的道理。

蕴含的哲学思想

马克思主义哲学认为，认识世界的主要任务，不仅在于解释世界，更重要的在于改造世界。认识世界和改造世界的关系是相互依赖、相互制约的，是辩证统一的。我们改造世界，应该以正确地认识世界和了解其客观发展规律为基础。在此基础上，做到认识和实践的统一。

落实到我们处理问题的具体事物上，就是要把握好问题发生发展的内在规律性，并利用好能够利用的一切规律，为我们处理问题所用，顺其势而发力，使问题更容易得到解决，事半功倍。如果逆其势而行，以硬对硬，不仅不能巧妙地解决问题，还可能造成破坏性更大的两败俱伤的局面。

人的生命过程是有规律可循的，疾病的发生发展也是有规律可循的。不管是养生，还是治疗疾病，都应该在充分认识其客观规律的前提下，巧妙地利用其自身的态势来实施，以达到更好的效果。

14. 杯弓蛇影

意识对物质的反作用

出处及概要

成语"杯弓蛇影"出自《晋书·乐广传》，用以形容疑神疑鬼，自相惊扰。

《晋书·乐广传》里，房玄龄写了这么一则故事：一个叫乐广的人，在河南作官。他有一个很亲密的朋友，自分别后很长时间没来过了。问其原因，答道："我前些日子来你家作客，端起酒杯时，发现杯里有一条小蛇，十分恶心，出于礼节又不好不喝，回家后就得了重病。"乐广左思右想，恍然大悟，原来那朋友来家时，墙上正好挂了一张弓，弓影倒映在酒杯中。于是，乐广再次请朋友来原处喝酒，问杯中是否又看到了什么东西，朋友说和上次一模一样。乐广告诉朋友杯中蛇影的原因，朋友心情豁然开朗，长久的重病立马痊愈。

成语寓于中医

这个典故很好地解释了中医的情志类疾病，说明了不良心理暗示的致病作用，也讲明"心病还需心药医"的道理。就中医养生保健而言，也有"七情所伤"的理论。《三因极一病证方论》则将喜、怒、忧、思、悲、恐、惊七情列为致病内因。正常情况下，七情六欲，属于人类正常生理现象，也是对外界刺激和体内刺激的保护性反应，对机体生理功能起着协调作用，有益于身心健康，不会致病。但是，七情之中，任何一情过了头，都会导致健康损害。"怒伤肝，喜伤心，思伤脾，忧伤肺，恐伤肾。"

典故中乐广的朋友因疑喝下了不洁之物而整日忧心忡忡，自然会得病。情志病及时诊治尚可缓解，若诊治不及时，或七情继续过甚，情志病这种功能性疾病则可转化为不能逆转的器质性疾病。

中医治疗情志病有很多方法。利用五脏相克和情志相胜原理来治疗情志病是一种古代中医常用的方法。大量诊疗经验也证明了"喜胜忧，忧胜怒，怒胜思，思胜恐，恐胜喜"的事实。

金元时期有一位名医张子和，就很会利用情志相胜来治疗情志病。据传，一名妇女因忧思过度而失眠，吃了很多药都不见好转，昼夜不眠，很快就萎靡不振，甚至茶饭也吃不下去了。患者家人很着急，找张子和医治。张子和四诊以后，明白了妇女的病因病证，便悄悄请患者丈夫配合治疗，并耳语了办法。然后，张子和当着妇女的面，大声对妇女说，要先拿五十两银子作诊费，并且要在她家里好吃好喝三天才能给她治病。三天里，张子和在她家饮酒作乐，高谈阔论，丝毫不问妇女之病，甚至都没看她一眼。而妇女的丈夫也与张子和对酒同乐，仿佛忘了家里还有病人需要医治。三天一过，张子和拿了五十两金子就不辞而别了。这妇女一看，怒从心起，大骂张子和是骗子，骂他丈夫不辨是非。她丈夫也不理她，在她面前依旧自斟自饮，好像什么事都没发生一样。妇女越发愤怒，一连骂了八个时辰，骂累了便呼呼睡去，一连睡了三天。等她醒来时，张子和已经在她的床边，切了脉后，对妇女的丈夫恭喜道："您夫人的病已经好了。"妇女听了这话，再左右晃动四肢头脑，感觉神清气爽，从来没有过的轻松，便笑着向张子和致谢。张子和告诉妇女，因为她过度忧思而气结致失眠等诸症，通过这一怒，疏通了气道，所以病证迎刃而解。这就是利用"怒胜思"来治疗情志病的例子。

蕴含的哲学思想

意识来源于物质，是客观事物在人的头脑中的反映。同时，意识可以反作用于物质，指挥人们用一种物质的东西去作用于另一种物质的东西，从而引起物质具体形态的变化。其表现为：正确反映客观事物及发展规律的意识，能够指导人们有效地开展实践活动，促进客观事物的发展；歪曲地反映客观事物及其发展规律的意识，则会把人们的活动引向歧途，阻碍客观事物的发展。人们对同一客观事物在头脑中的反映总是会有这样或那样的差别，其最重要的就是如实反映和歪曲反映，并因为反映的真实性差异而导致了不同的结果。

《晋书·乐广传》中乐广的朋友，因为视觉的问题，把墙上之弓在酒杯中的倒影，歪曲反映为小蛇，引发身心不适，就是意识反作用的表现。

中医的情志病，很多都是由于受到不良暗示（意识）而引发的。所以，保持健康的心理状态，对拥有健康的身体是至关重要的。

15. 津津有味

主观能动性

出处及概要

成语"津津有味",最早见于被誉为"诸音乐赋之祖"的一篇音乐题材的文学作品《洞箫赋》:"哀悁悁之可怀兮,良醰醰而有味。"津津有味的字面意思为吃东西很有味道,形容对某事特别有兴趣的样子。

《洞箫赋》是两汉时期王褒描写洞箫的赋,他把洞箫的材料、制作、调试、演奏、音效、感悟及赞喻融于赋中,开启了我国乐器题材作品的先河。在《洞箫赋》中,有一段对洞箫音色的描写,可谓绝妙形象至极——听其巨音如慈父畜子。听其妙音,如孝子事父。听其武音,若雷霆辚輷。听其仁音,若飘风纷披。洞箫还可吹出哀悁悁可怀之感,良醰醰有味之韵。

成语寓于中医

形容兴趣深厚、趣味盎然，为什么用重复的"津津"二字，而不是别的字，很值得考究。这又不得不提到中医理论。

在汉语言里，"津津"表示充溢、洋溢、水流动、液汁渗出的样子，也表示趣味浓厚和充满喜乐的样子。但在中医理论里，"津"是人体中一切正常水液的总称，它以水分为主体，含有大量营养物质，是构成和维持人体生命活动的基本物质。津液来源于饮食，通过脾、胃、小肠和大肠消化吸收饮食中的水分和营养而生成，依靠脾、肺、肾、肝、心和三焦等脏腑生理功能的综合作用向全身输布，起濡养机体、化生血液、调节阴阳、排泄废物的作用，其代谢糟粕最后通过呼吸、汗液、尿和粪排出体外。

人吃东西，靠什么湿润、溶解和帮助消化食物？当然是唾液。口中唾液是怎么来的呢？它靠脾和肾化生而成。中医理论中有"五脏化五液"的说法，即：汗为心之液，涕为肺之液，涎为脾之液，泪为肝之液，唾为肾之液。而由脾和肾化生而来的涎和唾合称为唾液，是口中之津液，二者区别在于涎较稀薄，而唾较浓稠。它们共同行使助人饮食消化的功能。这就不难理解，为什么成语中有两个重复的"津"字，其实它们就是涎和唾二津。

如果一个人的脾和肾功能不好，它们化生唾液（口中之津液）的能力就会下降，出现口干、口渴，吃东西时，唾液分泌达不到一定的量，不能满足湿润、溶解和消化食物的需要，当然吃不下、吃不香。临床上有些病人，因为口津极少，吃东西就像嚼蜡，根本就吞咽不下。

而那些吃东西很香，能达到津津有味境地的人，一定是脾肾功能都非常好的。所以，千万别小看津津有味这个成语，饮食能津津有味，也是人生一大幸福之事。

唾液除了具有湿润、溶解食物，使之易于吞咽的功能外，还有清洁和保护口腔、滋养肾精之功，可以提高机体的免疫力。有一个医案小故事充分说明了唾液的重要性。从前有一位小姐，特别爱嗑瓜子，每天不停地嗑，吐出的瓜子壳可以装满几大箩筐。慢慢的，这位小姐开始吃不下东西，面黄肌瘦，打不起精神，家里请了很多医生来瞧病，都不见好转。后来，请到一位有经验的中医，他详细问询了小姐发病经过，就让家里人用小姐以前嗑过的瓜子壳做药，每天煎汤，一天三次给小姐服用。这样过了一个月，小姐的病情开始减轻，再过一个月就完全康复了。病家不得其解，问由，医生说，因为小姐嗑瓜子太多，过多消耗了口中的津液，先伤了脾胃又伤了肾，所以才会出现那些症状。小姐嗑过的瓜子壳上都粘满了她的唾液，煎汤喝，缺啥补啥，病当然就治好了。

由此而知，护住口中的津液，也是很好的保健方法。没事常吐口水是很不好的习惯，因唾为肾精所化，多唾、久唾都会伤到肾精，需要避免。另外，每天适度吞咽唾液也可以起到一定的保健作用。

蕴含的哲学思想

主观能动性又叫自觉能动性，是人的主观意识和实践活动对于客观世界的能动作用，是人类特有的能力和活动，是人的主观意识对客观世界的反作用。主观能动性有三个方面的含义：一是人类认识世界的能力和活动；二是人类改造世界的能力和活动；三是人类在认识世界和改造世界活动中所具有的精神状态，是人对周围世界一种积极的、主动的态度。

成语"津津有味"里的"津津"二字，指一种专注的精神状态，是人对客观事物表现出来的一种浓厚的兴趣，是一种积极的认识世界的状态。因为专注，才感到"有味"，摸出了门道，充分发挥了主观能动性。就"吃事"而言，人们总是对喜爱的食物表现出食欲，口腔中分泌出津液。而对不感兴趣的食物，是不会做出这种"流口水"的反应的。这也是人的主观能动性使我们的身体做出的反应。

16. 欲速则不达

主观能动性和客观规律性

出处及概要

成语"欲速则不达"出自《论语·子路》："无欲速，无见小利。欲速则不达，见小利则大事不成。"意思是，性急求快反而不能达到目的。

这里面讲的是这么一件事。孔子的弟子子夏在鲁国做了官，有一天回来向孔子请教，孔子对他说："无欲速，无见小利，欲速则不达；见小利，则大事不成。"意思是说，做事不要图快，不要只见眼前小利，如果只图快，结果反到达不到目的。

宋朝司马光的《与王乐道书》也说了这么一句话："夫欲速则不达，半岁之病岂一朝可愈。"也是欲速则不达的意思。

成语寓于中医

中医养生和治病都很讲究"火候"，什么意思呢？就是适可而止，不能因为追求快速达到效果而"太过"。中医认为所有疾病都是"太过"导致平衡失调引起的。在治疗上，如果因追求速度而"太过"，同样也会使疾病从一个极端走向另一个极端，一个疾病治好了，其他的副作用、其他的疾病也跟着来了。所以，不论调理还是治疗，到一定程度就可以了，不可过满。

《内经》中有一句很经典的话："石药发癫，芳草发狂。"就是说所有药物都各具偏性，用之太过，都会致人损伤。所以，在《内经》里提出了用药准则："大毒治病，十去其六；常毒治病，十去其七；小毒治病，十去其八；无毒治病，十去其九；谷肉果菜，食养尽之，无使过之，伤其正也。"对用药治病和饮食养生都指出了"欲速则不达"的道理。其中说道，哪怕是我们认为没有毒副作用的药物，治病九分就可以了。甚至我们食用的谷肉果菜，也不能吃得太过，并不是多吃就会使身体更强壮，身体的强壮是长期持之以恒的调养得来的，吃得太过不仅不养生，还会损伤正气。

说到治病，这里举一个例子，说明盲目求快、欲速则不达的道理。张大爷患胆囊炎很多年了，经常犯病。稍吃油腻食物就发作，右上腹疼痛难忍，每次都要输液打针好几天才能消停。听说中医有办法治胆囊炎，这次张大爷就认真找有名的中医大夫。医生诊病后开了五剂大黄硝石汤，并嘱张大爷服完五剂药来复诊。张大爷吃完五剂药感觉好转不少，吃点油腻的食物也没有发作，心中大喜，想继续吃药来根治。但是，那位名中医在市里，病人很多，常常挂不上号。张大爷想了想，就掏出名中医给他开的药方，自行到药店去抓了十剂药。吃到第九剂时，张大爷开始感到"气不够用"，肚子隐隐作痛，以为是吃了不洁饮食或是劳累了。等到第十剂药吃完时，张大爷腹痛加剧，面色、指甲及口唇变得青紫，气紧，吓坏了他老伴，赶

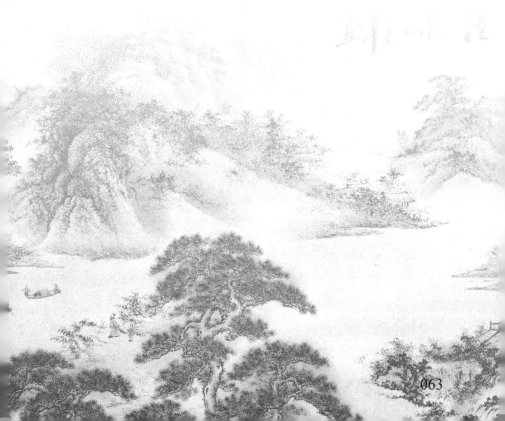

紧送医院。医生听完张大爷的叙述，结合症状，查了血，诊为"亚硝酸盐中毒"。原来，张大爷吃的中药里含有生硝，久服致体内亚硝酸盐畜积，使体内的血红蛋白转化为没有携带氧气功能的高铁血红蛋白，致人体缺氧。幸好及时就医，挽回了性命。

蕴含的哲学思想

任何事物的发展变化都是有一定规律的，是客观的。这是事物的本质所决定的，它不以人的意志为转移。事物的发展，从量变到质变，也是需要一定的条件的，比如数量的积累，比如时间的堆积。所以，我们做任何事，在发挥主观能动性的同时，必须以尊重客观规律为基础。如果不尊重客观规律，不仅不能达成目标，反而可能坏事。

孔子充分认识到了这点，才会说出"欲速则不达"的警世之言。司马光举了"半岁之病岂一朝可愈"的例子，说明欲速则不达的道理。

所以，对养生和治病的事儿，尽管我们有迫切的愿望，但是也要注意循序渐进，不然反而可能弄巧成拙。

17. 急脉缓受

解决矛盾的方法

出处及概要

成语"急脉缓受"出自清朝文康的《儿女英雄传》第二十五回："治病寻源，他这病源全在痛亲而不知慰亲，守志而不知继志，所以才把个见识弄左了。要不急脉缓受，且把邓翁的话撇开，先治他这个病源，只怕越说越左。"成语中的"急脉"指急重危症，"受"指医生用药调治。原意是对来势急猛的疾病，要稳缓地用药调治。比喻对严重的问题需耐心疏导解决。

《儿女英雄传》又名《金玉缘》，是我国小说史上最早的一部武侠、言情小说。小说通过两个女子何玉凤与张金凤，安学海及其子安骥的仕途生活，以及与玉凤和金凤的缘分，以及他们之间发生的跌宕起伏的故事，描绘了整个社会以及官场的腐败和黑暗。

成语寓于中医

其实，对某些急危重症采取缓治法，也是中医辨证思维治疗疾病的方法之一。清朝有一个叫喻嘉言的名医，他写了一本医书叫《寓意草》。在这本书里，他就通过总结急危重症的诊治经验，对急危重症的缓治法给予了阐释。

哪些情况下的急危重症需要用缓治法呢？首先是辨证不清的，如寒热混淆、虚实错杂、阴阳失调的，这时以简单的、小剂量的药物试探性地治疗，好过盲目攻之；其次，是病邪在中，无力受药治疗的急重症患者，用缓治法可以避免胃脘受药难之苦，也可以直接缓治脾胃，为后续治疗作铺垫；第三，是虚不受补的急危重症患者，通过缓治法，先调理胃肠，逐步治疗，可以转危为安；第四，是孕妇患急危重症，只有采取缓治法，才能避免峻烈之药可能引起的胎堕陨命之险，从而既治好了疾病，又保全了胎儿的安全。

急危重症缓治的方法不外乎以下几种：第一，改汤药为膏、丸、散剂，因为膏、丸、散本身就是缓治法最佳的给药剂型。第二，食疗与药疗同时进服。食疗本身就是缓治最好的方法，对胃气的复生大有裨益，也可以减轻药物对胃的刺激。粥是一种很好的食疗形式，可以针对不同病人的个体情况，量身制作。第三，减少汤药中药物的味数和用量。不用大包围、强攻式的药剂，使之针对病证的主要矛盾，缓而治之。第四，是改变服药方法，比如，一剂药少量多次服用。第五，是精神颐养。以上五种缓治的具体方法，应该根据病人的情况，把握准确，灵活机动，合而用之。

蕴含的哲学思想

解决矛盾，事物才能向前发展。否则，事物就会停滞或倒退。解决矛盾的方法，应当根据矛盾的性质和矛盾的发生发展规律而具体制定，不能违背矛盾的本质和规律，而千篇一律采取相同的办法。一般来说，解决矛盾的方法有如下几种：第一是矛盾的一方战胜另一方；第二是矛盾的双方同归于尽；第三是矛盾双方融合成新事物；第四是事物在其发展过程中产生了适合矛盾双方在其中运动的形式。

急脉缓受正是顺应矛盾的性质和规律，用先缓解矛盾、再解决矛盾，使矛盾最终得到解决的方法。对于一些急病急证，如果不分青红皂白，迎头痛击，势必会造成两败俱伤的局面，达不到治疗目的。而采取慢半拍的办法，可以使急证和我们的治法之间有一个适应的过程，再进一步治疗，就会出现较好的效果。所以，解决任何矛盾，首先要充分认识急证的本质，再针对性地解决问题。

18. 抱薪救火

矛盾的分析方法

出处及概要

　　成语"抱薪救火"出自《史记·魏世家》中苏代与魏安釐王的一段对话："且夫以地事秦，譬犹抱薪救火，薪不尽，火不灭。"原意为抱着柴草去救火，比喻用错误的方法去消除灾祸，结果使灾祸反而扩大。

　　《史记·魏世家》里的这段对话讲述了苏代劝阻魏安釐王向秦国割地求和的故事。苏代是战国时期的谋略家，那时候，强大的秦国常常攻击弱小的魏国。有一年，秦国攻打魏国，占领两座城池后，攻到魏国国都大梁城下。魏国向秦国割地求和，得以与秦国议和。次年，秦国又来攻打魏国，占领了魏国四座城池。第三年，秦国与魏、韩、赵三国联军会战，杀了十多万三国联军将士。魏国连年遭秦国打击，国力消耗严重，为了使秦国不再攻打魏国，魏国将领段干子请求魏安釐王割让南阳地区给秦国，以求和。苏代听说了，便求见魏安釐王说，用土地来侍候秦国，就像抱着柴草去救火，柴草不烧光，火就不会熄灭。可惜尽管魏安釐王觉得苏代说得对，却没有听从他的意见，最终魏国被秦国消灭。

成语寓于中医

中医诊疗疾病，如果不认真辨证施治，就会出现抱薪救火的情况。

比如，很多人学了一些养生保健知识，知道了肾虚这个词，也知道肾虚可能出现腰膝酸软、疲乏无力、耳鸣眼花等症状，然后就去药店买治疗肾虚的六味地黄丸来吃。但他却不知道，肾虚也分为肾阳虚和肾阴虚，前者需要壮阳，后者需要滋阴，治法完全不同。

其实，肾阴虚是因为肾水不足、肾阴气亏损而无法滋养的情况，表现出阳亢、内生虚热的症状。如腰膝酸软、头晕耳鸣、潮热盗汗、手足心发热、五心烦热等。女性可能闭经，男性可能梦遗。而肾阳虚是肾阳气不足、无法温煦、气化失权的一种情况，表现出阳虚阴盛、内生虚寒的症状，如畏寒怕冷、手足不温、腰膝酸软、下肢水肿等，女性可能生育能力变弱，男性可能出现阳痿。

对肾虚中成药的选用，一般肾阴虚用六味地黄丸加减较为精确，肾阳虚用金匮肾气丸加减较为精确。如果用反了，就犹如抱薪救火，越治越虚。

再比如，有时候我们脸上长个疗疮小痘的，就说是"上火"了，然后到处找清火清热的药来吃，痘痘却越吃越多。为什么？因为这个火不一定是实火，可能是虚火。虚火是内火，多由阴虚引起，这个时候用寒凉的清热降火药，继续伤阴，会使虚火越来越旺，犹如抱薪救火。所以，一般我们不要盲目清热，要认准病证的实质，辨证后才可以决定用什么药来治疗。

蕴含的哲学思想

矛盾分析的方法，是我们认识事物普遍运用的方法，即运用分析和综合相结合的辩证方法。不同质的矛盾，只有用不同

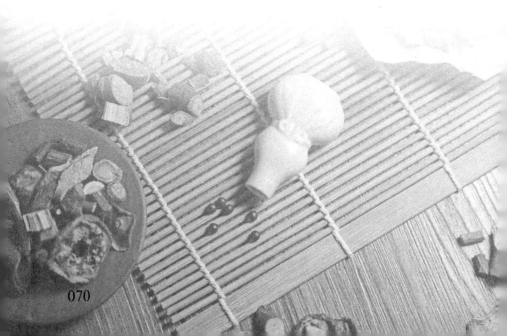

质的方法才能解决好。它告诫我们解决问题或消除灾祸，只有看清事物本质，区分矛盾的性质，用正确的方法去处理，否则只会使问题更加严重，灾祸继续扩大。

弱小的魏国，再三以割地求和的办法，向强大的秦国示好示弱，以保全自身的安宁，却最终被秦国消灭。说明魏王根本没有看清秦国屡次攻打魏国的本质，就是为了消灭魏国，将其据为己有。所以魏国错误地选择了割地奉送，幻想能化干戈为玉帛。也正因为魏国没有用正确的方法去处理侵略事件，导致亡国。联想到我们坚苦绰绝的抗日战争，那才是一个国家和民族的骨气，也是正确认识矛盾并采取正确的办法去解决矛盾的典型事例。

治病和养生一样，如果没有准确认识疾病的本质，就有可能把疾病治反；如果没有认识养生的本质，就可能走向偏锋，使养生变味。

19. 一叶知秋
矛盾的普遍性和特殊性

出处及概要

成语"一叶知秋"出自《淮南子·说山训》："见一叶落而知岁之将暮。"宋朝唐庚《文录》引唐人诗："山僧不解数甲子，一叶落知天下秋。"意思是从一片树叶的凋落，知道秋天的到来。用来比喻通过个别的、细微的迹象，可以看到整个形势的发展趋向与结果。

《淮南子》是西汉皇族淮南王刘安及其门客集体编写的一部哲学著作，它集结了诸子百家学说中的精华部分，是后世研究秦汉文化的重要资料。"说山训"是《淮南子》第十六卷的内容，之所以题篇名为"说山训"，皆因"山为道本，仁者所处；说道之旨，委积若山，故曰'说山'"。

我们耳熟能详的许多名句都出自"说山训"，如"公正无私，一言而万民齐""疾雷不及掩耳"等。

成语寓于中医

成语"一叶知秋"用在中医诊病上，也非常适用。尽管中医诊病需要通过"望、闻、问、切"四诊来综合判断，但是一个有经验的医生，通过望诊就可以初步判断来诊者的病情，然后再通过问诊、切脉等确定诊断。

中医的望诊，望的是什么？主要是望神、望色。当然，还包括望形态、望五官、望舌象等。

中医的望神，可以分为有神、少神、失神、假神。人体正常情况下应属有神的状态，表情自然，目光敏锐，反应敏捷；少神的情况，多见于正气已伤的虚证，表现为精神倦怠，气短懒言，反应迟钝；失神是更重的一种情况，精神萎靡，表情淡漠，甚至神志不清，医生可以判断病情较重，预后较差；假神也是我们常说的"回光返照"，是脏腑精气将绝，病情恶化的表现，常见于久病、重病、大病的人，在病情根本没有好转的情况下，突然表现出短暂的精神好转甚至亢奋。

中医的望色，可分白、黄、青、红、黑几种，分别提示不同的病证。亚洲人正常肤色应为微黄、红润而有光泽。看到一个面色㿠白的人，医生首先想到的是虚证、寒证，是气血不足的表现；看到一个面色萎黄的人，医生会想到虚证、湿证，脾胃气虚，是脾失运化、水湿不化的表现；看到面色发青的人，医生会想到痛症、寒证和瘀证，是气血运行不畅的表现；而看到面色发红的人，医生会想到热证，是外感发热或者脏腑热盛的表现；对于面色发黑的人，医生会想到肾虚证、水盛血瘀，如果面色焦黑，多属肾精久耗。

中医的望诊对准确诊断病证非常重要，所以，我们去看中医时，记得不要在面部化妆，要把一个真实的面部展现出来，医生才可以通过望诊，结合其他诊病方法，准确诊断。

蕴含的哲学思想

唯物辩证法告诉我们，任何具体事物和具体矛盾，都是普遍性和特殊性、共性和个性的统一。可以说，一片叶子的凋落

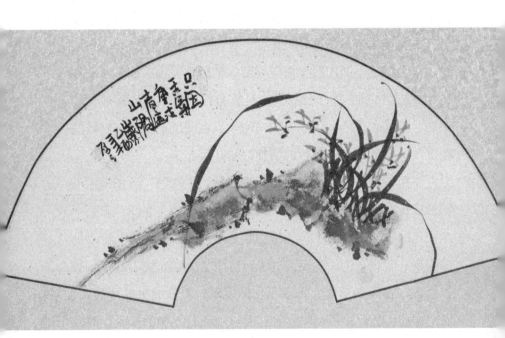

和众多叶子的凋落，就是特殊性和普遍性的问题，是个性和共性的问题，是个别和一般的关系问题。而一般只能在个别之中存在，共性寓于个性之中。所以，一片叶子的凋落也预示着众多叶子的凋落。事实上，人们认识事物的过程，总是由认识个别的、特殊的事物而始，逐步认识普遍的、一般的事物。

在《淮南子·说山训》中，有好几个例子都说明了事物的普遍性与特殊性的关系。"尝一脔肉，知一镬之味；悬羽与炭，而知燥湿之气；以小明大，见一叶落而知岁之将暮；睹一壶之冰，而知天下之寒，以近论远。"讲通俗一点就是：尝一碗肉，知一锅肉的味；从悬挂的一片羽毛或木炭上，可知空气的燥湿；从一片落叶上，知道秋天正在到来；从一壶结冰的水，知道天气正寒。

上述以一个成语归纳，即"见微知著"。中医的四诊，也是通过对疾病的普遍性和特殊性的认识而总结出来的诊治经验和方法。所以，不能小看中医四诊对疾病诊断的重要作用。

20. 因地制宜
不同质的矛盾用不同的方法解决

出处及概要

　　成语"因地制宜"出自汉·赵晔《吴越春秋·阖闾内传》："夫筑城郭，立仓库，因地制宜，岂有天气之数以威邻国者乎？"意思是根据各地的具体情况，制定适宜的办法。

　　典故说的是春秋末年，伍子胥逃到吴国，受到吴王的器重。一次，吴王征询伍子胥有什么办法能使吴国强盛起来，伍子胥根据吴国的国情及地理等自然条件，对吴王说了修筑城防、加强战备、充实武库、发展农业、充实粮仓等几件事。吴王听了高兴地说："你说得很对！修筑城防，充实武库，发展农业，都应因地制宜，不利用自然条件是办不好的。"这种"因地制宜"的措施果然使吴国很快强盛起来。

成语寓于中医

成语"因地制宜"引申到中医治病，内涵更加丰富。因为患者所在地区、民俗习惯、自然条件不同，所患疾病的治法肯定要有所不同。比如，在西北高原地区，气候寒冷，干燥少雨，人们常处在寒风之中，多吃牛羊乳汁和动物骨肉，故体格健壮，不易感受外邪，其病多内伤；而东南地区，草原沼泽较多，地势低洼，温热多雨，人们的皮肤色黑，腠理疏松，多易致痈疡，或易致外感。因此，治疗时就应该根据地域不同，区别用药。如同为风寒感冒，西北严寒地区的患者，用辛温发散药较重；而东南地区的患者，用辛温发散药较轻。同是寒湿夹杂证，在治疗上，南方人重用燥湿药，而北方人则重用祛寒药。这就是因地制宜原则在中医学上的具体体现。一个高明的中医师，在治疗疾病时，一定会考虑到地域因素，因地制宜治疗疾病的。

中医治疗疾病的"因地制宜"可以延申到因地、因时、因人制宜，即所谓的"三因制宜"，这也是中医的治疗原则。因时制宜，就是说治疗疾病要根据当时的气候特点来制定适宜的方法和使用合适的方药。比如冬天气候寒冷，阴气盛而阳气弱，如果过量使用寒凉药物，容易损伤阳气。而在夏季，气候炎热，汗出较多，如果大量应用辛温发散的方药，易损伤阴气。以上两种情况都容易使阴阳失衡，进而加重病情。

  中医治病的"因人制宜"，就是要根据患者年龄、性别、体质的不同，而采取适合的治法和方药。老年人便秘用泻下药，要注意掌握用量，一般少用峻下药，以免损伤正气。阳虚体质的病人，如病证需要使用寒凉类的药物，也要注意量的掌握和适合的配伍。女性在月经期或妊娠期，也应避免使用峻下或破血的中药。这些都是因人制宜的治病原则。

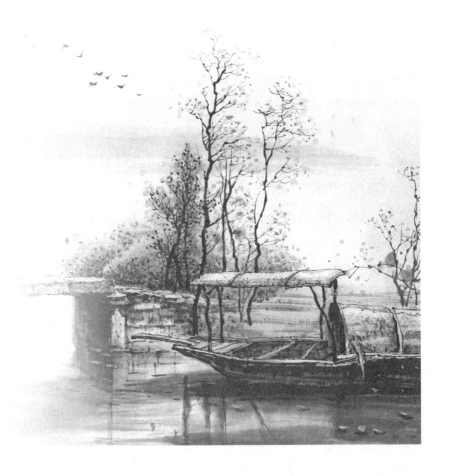

蕴含的哲学思想

任何事物都有各自的特点，这是矛盾的特殊性所决定的。这就要求我们在处理问题的时候，除了要遵循矛盾的普遍性，还要兼顾矛盾的特殊性，一切从客观实际出发，具体问题具体分析，制定出符合实际情况的解决办法。所以，一切从实际出发，也是人们认识世界和改造世界的根本，用对客观事物正确的认识来主导我们的思想和行动。

伍子婿为吴国献策时，充分考虑到了吴国的国情和实际，是因地制宜的策略，所以才使吴国兴旺了起来。

养生保健也是如此，将养生这一事物与人的个体差异和所处的客观环境相结合，才能正确养生。诊治疾病也是如此，不能把疾病看成是一个独立的病，而要把疾病与人和周围事物结合起来，确定周围事物对疾病的作用和影响，才能做出精确的判断和治疗。

第二章 养生篇

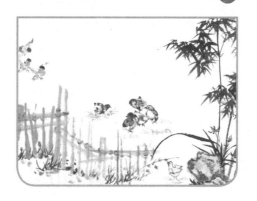

21. 肺腑之言

本质与现象

出处及概要

　　成语"肺腑之言"出自白居易《代书诗一百韵寄微之》："肺腑都无隔，形骸两不羁。"意思是发自内心的真诚的话。人们真诚地对人说话、说真心话时，都用肺腑之言来形容。

　　《代书诗一百韵寄微之》是唐代诗人白居易所写的诗词。"微之"是唐代诗人、文学家元稹的别名。元稹任监察御史期间，因政务得罪执政者，被贬为分司东都，时任翰林学士的白居易上书论元稹不应被贬，但未被采纳，故写此五言长篇喻讽诗为元稹鸣不平。这两句描写的是白居易与元稹之间那种真挚的友情和同为诗人那种率真性情。

成语寓于中医

　　为什么称"肺腑之言"，而不是其他的呢？首先，在解剖上，肺在脏腑中的位置最高，高于五脏六腑。所以，中医有"肺为华盖，盖五脏六腑之上"的说法。"华盖"是什么东西？古代顶在帝王头顶或车顶的伞盖，就是华盖。某种意义上说，是帝王的代表，君无戏言，自然是一言九鼎。

其次，中医理论讲"心为君主之官，肺犹宰相辅佐君主，调治全身，故肺者，相傅之宫也，其位高非君，故官为相傅，替心代言"。什么是相傅？就是宰相，辅佐帝王的，是君主的代言人。出自肺的话语，犹出心言，真诚无比。

第三，中医认为"肺为金室，仅他能言"。中医理论中，肺属金，金属可以发出美妙的响音，人的发声靠肺，故五脏之中，仅肺能言。其他脏腑与发声是无关的。

第四，中医理论中，五脏与六腑是关联对应的。如肝与胆相关联，我们就说肝胆相照。中医解剖认为，肺与腑之间是无间隔的，故有肺腑无隔之说，人们用其来形容亲密无间的关系，无话不说。人们用肺腑之言，表达最真诚的话，是很贴切的。（其实，现代医学上肺与腑之间是有横膈的。）

而在西医理论中，人们发声必须靠足够的来自于肺部的气流，没有气流冲过喉部振动声带，是不能发出声音的。

一言九鼎，替心代言，仅他能言，肺腑无隔……"肺腑之言"理所当然就成了人们形容说真心话，说诚恳话的成语了。

即然肺脏对我们说话有这么重要的作用，保护好我们的肺，意义就非同一般了。肺虽贵为华盖和相傅，却又娇嫩无比，中医说"肺为娇脏"，因为它天性怕热、怕寒、怕燥，又通过口鼻和皮肤与外界大气直接相通，极易受到外邪侵犯。所以一年四季，特别是秋冬季节，人们非常容易出现咳嗽、声嘶、咽喉干燥等症状，这些都是娇嫩的肺脏受外邪侵袭的结果。

为了提高肺的抗邪能力，预防因肺被伤害导致的疾病，我们日常可以吃一些白色的食物。比如：百合、银耳、雪梨等，都有润肺的作用。一些食药两用的中药，如杏仁、茯苓、山药、白芝麻等，也可以经常食用。特别是秋天，常吃润肺食物，对防秋燥很有好处。

此外，吸入洁净的空气对肺有清涤作用，常在清新的空气中生活，不要在烟雾等环境中生活，对养肺是很重要的。在情志方面，悲伤肺，特别爱悲秋的人们要注意了，一定要通过各

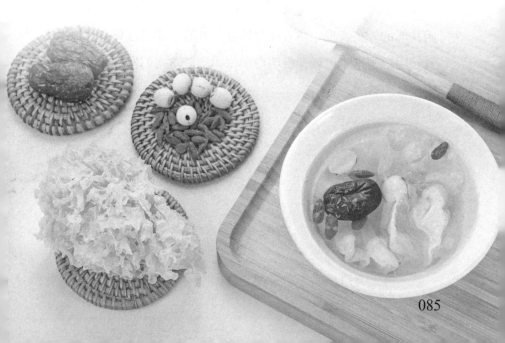

种方式转移悲秋的情绪。同时，因为心属火，肺属金，心火克肺金，所以，经常开心大笑，能克制悲秋情绪。通过心肺功能的锻炼，也可以有效地提高肺的抗病能力，比如放声歌唱、呼吸训练等。

蕴含的哲学思想

唯物辩证法认为，现象与本质是辩证统一的。本质是一事物区别于他事物的内在根据，是组成事物的各个基本要素的内在联系。现象是指事物的表面特征以及这些特征的外部联系。现象是感觉器官可以直接感知的，本质则只能运用抽象思维，间接地被人认识。

就像肺腑与声音和语言的关系，虽然声音和语言是咽喉和口腔发出来的，但其本质却是肺腑的功能。声音和语言只是肺腑功能的外在表现，两者相互依存，本质只能通过现象表现出来。明白了这个道理，就明白了保护肺脏对我们发声和说话的重要性。

22. 疱丁解牛

马克思主义的认识论

出处及概要

　　成语"疱丁解牛"出自先秦·庄周《庄子·养生主》:"疱丁为文惠君解牛,手之所触,肩之所倚,足之所履,膝之所踦,砉然向然,奏刀騞然,莫不中音。"比喻经过反复实践,掌握了事物的客观规律,做事得心应手,运用自如。

　　《养生主》是战国时期哲学家、文学家庄周写的一篇文章,载于《庄子》。这是一篇谈养生之道的文章。故事描述的是疱丁给文惠君宰牛,动作娴熟利落,像应合着音乐和舞蹈。文惠君看惊呆了,问疱丁,你怎么有这么高超的技术呢? 疱丁说,我喜爱的是其中的道,它远远超出了技术活的范围。我刚学宰牛时,看到的都是整头的牛,过了三年之后,我宰牛时再看到的牛,已经不是一个整体,而是一个个部件了。现在,我宰牛都不需要眼睛看,全凭心神领会。随后,疱丁给文惠君讲了十九年来宰牛几千头的心得,以及刀法的运用。说他的宰牛刀用了十九年，还锋利如新。他还说，掌握了解牛的刀法，只需要轻轻在刀上用力，整条牛立刻解体了，就像泥土瞬间被堆积在地上一样。而文惠君听疱丁一番话，从中明白了养生的道理。

成语寓于中医

疱丁讲了一番解牛心得，怎么就让文惠君明白了养生的道理呢？

首先，疱丁说了一句话："臣之所好者，道也，进乎技矣。"意思是说，我疱丁追求且明白的是其中的"道"，"道"可比技要高很多层次。"道"是什么？其实，就是规律。任何事物都是有规律可循的，养生这个事同样如此。就像现在，我们很多所谓养生的人，其实做的都是一些技术、技巧层面的事，比如怎么吃、怎么喝，怎么推拿按摩，为养生而养生，并不懂得养生之"道"。不知道遵循自然的"道"去养生，比如自然之道、四时之道、阴阳之道、平衡之道、天人相应之道等。其实，在这些"道"里，有更高层次的内涵，不去学习和思考，是不容易理解、掌握和运用的。

其次，疱丁又说了一句话："方今之时，臣以神遇而不以目视，官知止而神欲行。"意思是，宰牛三年数千头，现在我已经完全掌握了牛身体结构的细节，不需要用眼睛，仿佛有神在掌控着我手中的刀。我们细想疱丁说的话，应该是在感官熟识的基础之上，达到了神识的程度。用通俗的话来说，是得心应手。养生也是如此。心神之养是养生的前提，只有心神得到滋养，才能无为而为地"指挥"好身体的滋养，做到"身与形俱"。也只有"身与形俱"才是平衡的养生、整体的养生、协调的养生、互动的养生，也才是真正的养生。

最后，疱丁说了一句话："良疱岁更刀，割也；族疱月更刀，折也。今臣之刀十九年矣，所解数千牛矣，而刀刃若新发于硎。"他的意思是说，一个好的厨师每年换一把刀，刀因为割筋肉而坏；技术一般的厨师一个月换一把刀，刀因砍牛骨而坏。我的刀用了十九年了，却仍然像新的一样锋利，是因为我懂得在牛身上该怎么用刀，所以避免了牛坚硬的筋骨伤着我的刀。如果把我们的身体看成刀一样的器物，如果日日而用却不损害，经久如新，那不正是我们想要追求的吗？但是怎样才能做到呢？那就是要"无为而为"，这是老子的无为思想，一种对道的追寻。人法地，地法天，天法道，道法自然。用在养生上，也是非常重要的颠扑不破的真理。换句话说，养生要遵循自然之道。"依乎天理……因其固然"违反了天理，不因其固然，效果就会适得其反。

蕴含的哲学思想

马克思主义认识论告诉我们，必然，即客观必然性，是指客观规律而言。自由，是对必然的认识和对客观世界的改造。

自由和必然是对立统一的。社会实践不仅是认识客观规律性的唯一途径，也是在改造客观世界与主观世界的过程中不断取得自由的动力和源泉。

疱丁在长期的解牛实践中，掌握了牛身体结构的客观规律，故而得心应手，熟能生巧，巧能生华，最后达到"以神遇而非目视"的境界。

养生也是如此，"为学日益，为道日损，损之又损，以至于无为，无为而无为。"只有通过对养生认识的不断深化，不断"放下"，才能到达无所不知、无所不有、无为而为的养生境界。

23. 狗皮膏药

认识的多次反复性

出处及概要

　　成语"狗皮膏药"出自古代八仙之一铁拐李，据说他是狗皮膏药的发明者。也有人说狗皮膏药是乾隆年间名医陈修园的独创。狗皮膏药是将药物直接敷于患处，具有消肿止痛的功效。狗皮膏药能够快速起效，且毒副作用小，一直应用至今。但是，一直以来，"狗皮膏药"都被作为一个贬义词应用，比喻骗人的东西。

　　铁拐李是中国民间传说及道教中的八仙之首。传说他出生于巴国津琨，就是现今的重庆市江津区石门镇李家村（其实是传说，并没有详实的史料可以考证。因为我久居江津，它已然是我的第二故乡，倒也希望这是真相）。受云游巴国的太上老君点化，离家去华山学道，成仙后精专于药理，炼得专治风湿骨痛的药膏，普救众生，被称为"药王"。

成语寓于中医

人们总是称那些在街上串来串去走江湖的人是卖狗皮膏药的。而事实上，中医里的狗皮膏药是确有疗效的一种中药外用剂型，主要用来治疗风湿痹痛、跌打损伤和肌肉劳损等症。狗皮膏药演变成贬义词，是因为旧时跑江湖之人常常制作假的狗皮膏药，骗人钱物，久而久之，狗皮膏药就伦落成了贬义成语。

不管狗皮膏药是传说中"铁拐李"的发明，还是乾隆年间名医陈修园的独创，用狗皮作托附膏药材料的"狗皮膏药"，

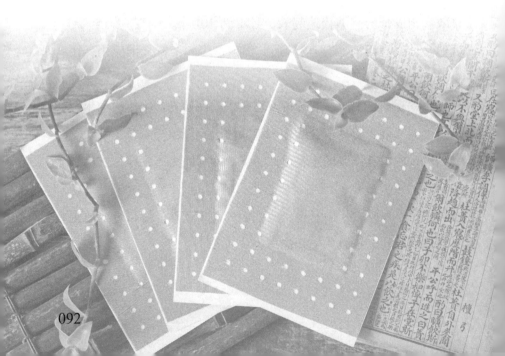

现在基本是找不到了。不能说是遗憾，因为科技在进步，与来之不易的狗皮相比，一些新型的、易取易得、更方便、更具适应性的膏药托附材料已经被广泛使用。而狗皮膏药作为一种传统中医外用药的通称，却被千古流传，沿用至今。

狭义的狗皮膏药就是祛风除湿止痛的。由生川乌、生草乌、羌活、独活、冰片等二十九味中草药，经过碎断、炸枯、去渣、滤过、收膏、熔化等工艺制成的黑药膏，摊于托附材料上，就形成传统中的狗皮膏药。不管哪里疼痛，老寒腿、膝关节炎、腰肌劳损……取一块狗皮膏药，稍加热使膏药软化，往痛处或穴位上一贴，往往可以缓解病痛。

而广义的狗皮膏药则是所有中药外用膏药的总称，不同的膏药，有不同的药物组成和不同的药理作用。比如追风膏，主要用于风寒引起的腰腿疼痛和跌打损伤，它可以起到散寒祛风、舒筋活血、止痛的作用；有一种叫救心膏的膏药，主要由活血化瘀、芳香祛湿的中药麝香、冰片、红花、乳香、没药等组成，为了起效更快，人们在其中加入了扩张冠状动脉的硝酸甘油，它被制成独立膏药贴片，病人一旦心绞痛发作，以最快的速度贴一片在心前区，通过表皮的吸收，可以很快缓解心绞痛，特别对那些病情较重，不能口服救心药物的病人，使用起来也非常快捷；另外还有拔毒膏，可以拔毒消肿、去腐生肌，主要治疗因热毒郁结引起的痈疽初起时硬结不消、红肿疼痛、脓成不溃的病人。

中药外用贴敷膏药的好处是方便，疗效确切。但是也要注意使用不当造成的伤害，一些注意事项是必须要知道的。比如：患处有红肿及溃烂时不宜贴膏药，以免发生化脓性感染，拔毒膏除外；急性运动性损伤，不要立即用伤湿止痛膏、麝香追风膏贴于受伤部位；孕妇应禁用含有麝香、乳香、红花、没药、桃仁等活血化瘀成分的膏药，以免引起流产。

蕴含的哲学思想

辩证唯物主义认识论认为，认识具有多次反复性。人们对一个事物的认识过程，总是在实践的基础上，从感性认识到理性认识，再从理性认识到实践的多次反复循环。这是由于人的认识总要受到客观条件的种种限制，比如：受到客观事物发展过程的限制，受到生产发展水平和科学技术条件的限制，受到人们的立场、观点、方法和性格特征等主体因素的限制等。所以，认识是不断反复和无限发展的，是一个不断深化的过程。

最初的狗皮膏药，在人们的认识中是疗效立竿见影的外用敷贴，后来却因为江湖医生制假仿冒，使人们对它的认识发生了变化，伦落为骗人的东西。随着时代的进步，科技的发展，人们对狗皮膏药的认识和制作都有了进步，但却不会停止于此。

24. 七情六欲

人的自然属性和社会属性

出处及概要

　　成语"七情六欲"出自《礼记·礼运》："何谓人情？喜、怒、哀、惧、爱、恶、欲，七者弗学而能。"泛指人的各种感情和欲望。在《吕氏春秋》里，六欲指见欲（眼）、听欲（耳）、嗅欲（鼻）、味欲（舌）、触欲（身）、意欲（意），它们是人与生俱来的生理需求或欲望。对一般人而言，得之则喜，反之则悲。

　　《礼记》成书于汉代，是西汉礼学家戴圣所编，所以又叫《小戴记》。它是我国古代一部重要的典章制度选集，书中内容主要写先秦的礼制，体现了先秦儒家的哲学思想、教育思想、政治思想、美学思想，是一部儒家思想的资料汇编。

成语寓于中医

"七情六欲"是人们再熟悉不过的，因为无论官职高低，无论富贵贫穷，每个人天生都会拥有它，"弗学而能"就是这个意思。

中医里的"七情"，指喜、怒、忧、思、悲、恐、惊。中医七情所伤理论有"喜伤心，怒伤肝，忧伤肺，思伤脾，恐伤肾"的说法。意思是七情过度，可以伤及五脏。

"六欲"也是如此。事实上，六欲过旺确也伤身。见欲太过，伤视力，伤血致神昏；听欲太过，噪音伤听力；嗅欲太过，气味刺激过烈，伤嗅觉；味欲太过，刺激味蕾致味觉迟钝；触欲太过，损耗肾精而伤身；意欲太过，不达则悲，致心神混乱。所以，要想健康，需要把握六欲之度。

人可以高兴，但高兴太过会伤心。"喜则气缓"，过喜使心气过缓、散掉，神志涣散，以致行为失常。古时候有一个叫范进的书生，多年连考均未中，最后一次终于考中了，得到消息范进大喜，继而就疯癫了，这就是过喜生悲的例子；遇事心生怒气可以理解，但过怒就危险了，过怒使肝气亢奋，消耗肝血，使肝血不足，同时怒则气上，怒发冲冠就是怒气上攻的表现。怒气上攻，对原有高血压、心脏病等慢性疾病的人就更危险了，有很多冠心病患者就是因为一怒要了命。《三国演义》中的周瑜屡次设计谋算刘备，都被诸葛亮化解，气得连叫数声

"既生瑜，何生亮"，因过怒而暴亡。人生在世，烦忧之事常伴左右，若不加控制，过度忧郁，定会伤肺，《红楼梦》里的林黛玉小气，感觉寄人篱下，整天忧思忡忡，闷闷不乐，没过多久，就因肺痨而香消玉殒。凡人总有思虑，但过度思虑会伤脾胃。中医说"思则气结"，气血受阻、郁结，使脾胃失去运化功能，出现消瘦无力，不思饮食，消化不良等毛病；人生难免遇悲伤之事，要学会化解，否则一夜白头也不是神话；很多人有过这种体验，突然受惊吓，流尿了，这是突然受惊致肾气下的表现，甚者可以"吓死"。长期处于惊恐状态，可以使肾精不固，发生骨质疏松、遗精、早衰等，对健康的伤害是巨大的。所以，人要坦荡，不做违心违法违纪之事，半夜敲门也不心惊。

　　避免七情六欲过度，除了自我控制，他人还可以利用五行相生相克的办法帮助进行调理，这是古人情志调理的经验总结。比如，过度愤怒引发的情志不畅，可以告诉他特别悲伤的事，以肺金克肝木来调理，怒则气上，悲则气消；因过度思念而引起的情志不和，可以告诉令他愤怒的事情，以肝木克脾土的方法来调理。以此类推，比如，一个非常悲伤的人，告诉一件令他特喜之事，他可能立马喜笑颜开，忘记悲伤了。古代很多名医都用这种方式治疗情志失常之病。但是在用这种方式治疗病患时，一定要注意方法方式得当，适时、适度，不然会弄巧成拙，甚至害出人命。

蕴含的哲学思想

人具有自然属性和社会属性，其自然属性和社会属性之间是互相联系、互相制约、辩证统一的。人的自然属性是社会属性得以存在的前提。离开了自然属性，人的社会属性就不可能存在。人的社会属性又制约着人的自然属性，并使人的自然属性成为社会化的自然属性。离开了社会，人的自然属性就退化为动物的属性。所以，人的社会属性是人所特有的属性，是人的本质属性。人的本质是社会关系的总和。

七情六欲是人与生俱来的自然属性，它与人的社会属性之间互相联系，互相制约，辩证统一。这就使得七情六欲有了无限变幻的可能，如果不注意把握和控制，就会事与愿违。

25.愁肠百结

意识对物质的反作用

出处及概要

　　成语"愁肠百结"出自明·洪楩《清平山堂话本·风月相思》:"夜深独坐对残灯,默默怀人百感增。愁肠百结如丝乱,珠泪千行似雨倾。"人们用"愁肠百结"形容忧愁到了难以排解的地步,愁得好像肠子打了上百个结,不通不顺,非常难过。

　　《清平山堂话本》是刻印较早的小说话本集,基本保存了话本的原貌,体现了宋元至明初小说家话本的各种不同体制和风格,是研究中国小说史的重要资料。现今一些为大众熟知的戏剧都来自这部小说话本集。

成语寓于中医

　　仔细一想,用"愁肠百结"来形容忧愁难过的感受,的确非常贴切。我们很多人都有过这样的感受：人在开心的时候，吃饭香甜，消化吸收很好。而忧愁苦闷的时候，总是茶饭不思，咽不下去，即使强逼着自己咽下去，也感觉东西是堵在胸口的，好像我们的胃肠被堵住了一样，真是愁肠百结。

为什么会这样呢？现代医学解剖里的肠道是一条空腔脏器，弯弯曲曲盘旋在腹腔里，有六到八米长，是食物消化吸收和排泄的主要场所，并不会因为喜怒哀乐愁等情绪变化而发生解剖意义上的堵塞。

而在中医理论里，胃肠的功能是会受人的情绪支配的。中医里，肝与情志的关系非常密切，很多不良情绪，如愤怒、幽怨、郁闷等都与肝郁、肝气盛有关。而"肝木克脾土"，肝郁和肝气盛，首先跟着受害的就是脾，使脾气不舒，脾胃气虚，导致消化系统的一系列症状。

现代医学研究也发现，胃肠功能与人的情绪关系密切。长期情绪紧张、焦虑、生气，胃肠道黏膜容易发生炎症和溃疡。所以，在治疗胃肠疾病，特别是治疗胃病时，医生开了药后，一定会反复叮咛：保持乐观心态。

由此可见，五脏六腑中，脾胃是最"小气"的，它对情绪变化最敏感，敏感到了受不得半点委屈，听不得半点幽怨，承不起半点怒气，担不起半点忧愁。人一旦产生负面情绪，胃肠就开始做罢工准备，如果还不加以控制和排解，胃肠疾病就产生了。轻者返酸、嗳气、消化不好，整天感觉饱胀。重者胃痛、胃胀、烧灼感、大便不规律、不思饮食、呕吐、四肢无力、形体消瘦等。检查可发现胃肠黏膜炎症、糜烂、水肿，甚至形成溃疡，部分消化系统肿瘤也与情绪有关。

知道了不良情绪，特别是忧愁、紧张、焦虑对消化系统的影响，我们在日常生活中，就要特别注意控制情绪。对一些已经有胃肠疾病症状的人，除了到医院检查治疗外，还要注意以下几个方面：首先，要规律饮食，按点吃饭，不吃刺激性饮

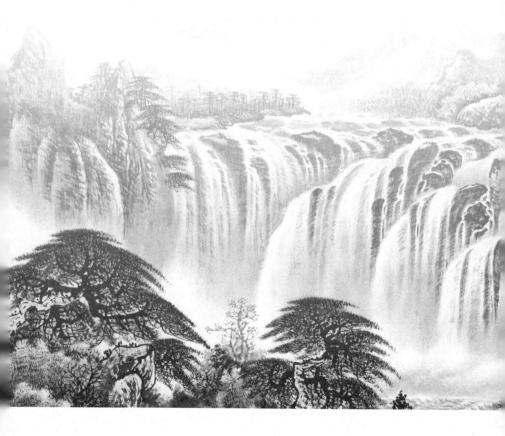

食，不暴饮暴食，吃饭以六七分饱为宜；其次，要规律作息，顺应四季气候特点，不熬夜或少熬夜；第三，要保持平和心态，使六欲适中，七情不过，这也是辅助治疗胃肠疾病的重要基础保证，否则，无论用什么药，胃肠疾病也不容易治愈；第四，不乱用治胃肠疾病的药，不能听说什么药好就去买什么药，一定要在医生的指导下用药，否则，这些不合病证的药反而会使胃肠雪上加霜。

蕴含的哲学思想

唯物辩证观认为，世界上先有物质后有意识，物质决定意识，意识对物质有反作用。忧愁作为一种心理反应，是人脑对客观事物的反映，归属于意识。而生理作为人的正常机能，是与生俱来的一种客观存在，归属于物质。

一方面，生理是心理的载体，没有生理机能的存在，就无从谈心理。另一方面，心理对生理机能有反作用。人们为什么说"愁肠百结"，因为忧愁的情绪会导致脾胃生理机能的减退，引发相应的脾胃不适症状，就像肠子打了一百个结那样难受。

26. 无病自灸

主观能动性和客观规律的关系

成语"无病自灸"，出自庄子写的一则寓言《盗跖》："柳下季曰：'跖得无逆汝意若前乎？'孔子曰：'然，丘所谓无病而自灸也。'"后来，人们用无病自灸来比喻自讨苦吃。

庄子是先秦时期著名的思想家、文学家、哲学家。寓言中，庄子虚构了孔子不顾贤人柳下季阻止，去劝柳下季的弟弟江洋大盗柳下跖不要为非作歹，却受到羞辱的故事。寓言中，孔子自嘲地说："丘所谓无病而自灸也。"

成语寓于中医

这里分析一下，既然庄子在他的寓言里有无病而自灸的说法，说明早在先秦时期，甚至更早，民间就有无病自灸的事例存在。为什么无病要自灸？难道真是没事找事，自讨苦吃？肯定不是，任何存在都有它存在的理由。

灸，古代称"灸焫"。焫就是点燃、焚烧的意思。一般都是以艾绒为主要材料，点燃后直接或间接熏灼体表穴位，也可在艾绒中掺入少量辛温香燥的药末，以加强治疗作用。

在中医学里，灸法不仅是一种治疗方式，同时，也是预防疾病的方法之一。东晋时，浙江有一位叫范汪的人，他是太守，同时也是一个医学家，他在著作《范东阳杂病方》中，把无病自灸称为"逆灸"，什么意思呢？就是病还没有来，以灸法先迎上去截击，使病不犯。不仅范汪有此主张，在著名的《诸病源候论》《备急千金要方》《扁鹊心书》等古代医书里，著名的医家们都提倡无病自灸。

灸的方法有很多，如艾条灸、艾炷灸、温针灸、直接灸、隔姜灸等，每种灸法都有它的适应证。但不论什么样的灸法，都有它共性的作用，那就是温经通络，升阳举陷，行气活血，祛寒逐湿，消肿散结，回阳救逆。因为灸法的这么多功效，使它有了预防保健的作用，并且一年四季皆可以灸防病。春天艾灸可以升阳气，夏天艾灸可以排寒气，秋冬艾灸可以起到温补作用。

出自宋代的《扁鹊心书》里提到："人于无病时，常灸关元、气海、命门、中脘，虽不得长生，亦可得百年寿。"所以，无病自灸，看似自讨苦吃，实则不然。就养生保健来说，无病常自灸，是非常简便易行又效果确切的方法之一。

无病自灸可以根据自身健康情况进行设计。对于一般养生而言，关元、命门、气海、中脘、神阙、三阴交等是常用的穴位，可以壮阳气、消百病，以点燃的艾炷隔皮肤 1.5 ～ 2 厘米熏灸，每次 15 ～ 20 分钟，至局部皮肤发热微红，每周坚持 3 ～ 5 次，持之以恒，就会看到很好的效果。

对于脾胃不好的人，灸冲阳穴是不错的选择。冲阳穴位于脚背正中，是足阳明胃经上重要的穴位，常灸此穴，可以使经络气血通畅，起到暖胃、护胃的效果。

女性痛经、月经不调，男性遗精、阳痿，可以选择三阴交进行艾灸。三阴交位于小腿内侧下三分之一处，是足部三条阴

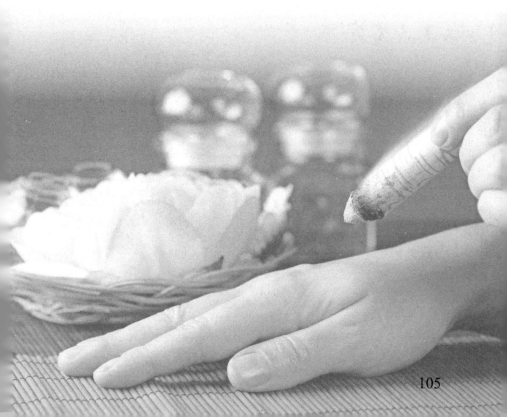

经交汇的地方。常灸此穴，可健脾益血，调补肝肾。失眠的人，睡前灸此穴 20 分钟，有助入眠；怕皮肤衰老的人，常灸此穴，可以紧致脸部肌肉；血压不稳定的人，在午时灸两小腿的三阴交穴有很好的稳定血压的作用。

最后还要特别讲到耳灸。因为肾为藏精之脏，开窍于耳，肾精足，五脏六腑精气才能充足。常灸耳，可以温经散寒，温养五脏，运行气血，相当于在一个小小的耳朵上就进行了全身按摩，有事半功倍的效果。耳灸也很简单，以燃烧的艾条距耳约 2 厘米，上下左右反复灸至耳朵发红发热即可。

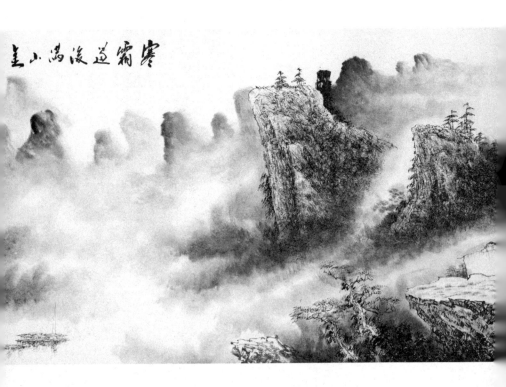

对成语"无病自灸"的释疑，让我们知道，无病也要常自灸，它是我们养生保健的小窍门。

蕴含的哲学思想

人的主观能动性与客观规律之间存在辩证关系。其间的关系主要表现在两方面：一方面，规律是客观存在的，它不以人的意志为转移，它既不能被创造，也不能被消灭。所以，尊重客观规律是充分、有效地发挥主观能动性的前提。另一方面，在客观规律面前，人并不是无能为力的。人可以在认识和把握规律的基础上，根据规律发生作用的条件和形式，利用规律，改造客观世界。所以，认识规律离不开人的主观能动性的发挥。同样，利用规律改造客观世界，也离不开人的主观能动性的发挥。

通过长期生活实践和经验总结，人们认识到了艾灸对健康的促进作用，这是客观规律。人们主动积极地利用这种客观规律，在人还没有得病的时候，通过艾灸进行预防保健，这是发挥主观能动性的体现。

27. 闻鸡起舞

主观能动性与客观规律的关系

出处及概要

成语"闻鸡起舞"出自《晋书·祖逖传》："中夜闻荒鸡鸣，蹴琨觉，曰：'此非恶声也。'因起舞。"意为听到鸡叫就起来舞剑，借以比喻有志报国的人及时奋起，亦比喻意志坚强，有毅力有耐心的有志之士。

《晋书》是唐朝由房玄龄等人组织当时的一批史家和学者，以南朝齐人臧荣绪所写的旧版《晋书》为蓝本，修撰的一部完整反映晋朝史实的书籍。其祖逖传里讲道，东晋时期将领祖逖年轻时就很有抱负，每次和好友刘琨谈论时局，总是慷慨激昂，满怀义愤，为了报效国家，他们在半夜一听到鸡鸣，就披衣起床，拔剑练武，刻苦锻炼。

成语寓于中医

日常生活中，很多人都习惯这种闻鸡起舞的作息方式。闹钟一响，直接起床，虽不像祖逖那样舞棒弄剑的，却也是急匆匆地或做家务事，或出门跑步锻炼去了。孰不知，这样积极的方式对健康是有害的，特别是年纪偏大，或有心脑血管慢性疾病的人，有很多人就是因为起床起得太过积极，而诱发了疾病，甚至要了性命。

现代医学把每天凌晨 5 点左右，称为黑色时间，因为这个时间段，心脑血管意外事件比其他时间更为多发。人体生物钟的规律是：每天早上 3～5 点交感神经开始兴奋，人从睡眠中醒来。此时，肾上肾素分泌增加（比晚间约高 4 倍），人体新陈代谢亢进，血压升高、体温上升、心搏增强、心跳加快，这个时候一起床就做剧烈的运动和家务，特别容易出现心脏意外事件，尤其在患有心脑血管慢性疾病的情况下，很容易发生心脑血管意外。

而 3～5 点这个时间段，属寅时。中医认为，人的阴气、阳气的交替变化规律是：午时阳气最盛，阴气开始萌芽；而子时阴气最盛，阳气开始孕育，是谓"阴极阴生"，"阴极阳生"。而寅时，也正是从子时开始孕育萌生的阳气，积累到了可以唤醒沉睡的人们，动员他们可以开始一天的活动的时候，人就自然醒来了。但是，人要适应这种阴阳交替的变化，应该有一个渐进的过程。如果一下子进入剧烈的活动状态，则会损伤阳气、耗散阳气，进而诱发疾病。

所以，闻鸡起舞尽管励志，对养生保健却是一忌，特别对患有慢性心脑血管疾病的老年人，更是大忌。

正确的做法是，早晨醒来，不要急着马上穿衣起床去运动或做事，而是躺在床上，动动眼、张张嘴，稍微动动脖子和手腿，在床上辗转10分钟左右才起床，然后再去做日常生活和运动。就是说，早上最好要赖一下床。

另外，由于四季气候的不同，我们早上起床的时间也要有所不同，春、夏、秋季应早起，但秋天比春夏季稍晚起一个时辰也可以。而冬天，我们就用不着起得很早，天寒地冻的时

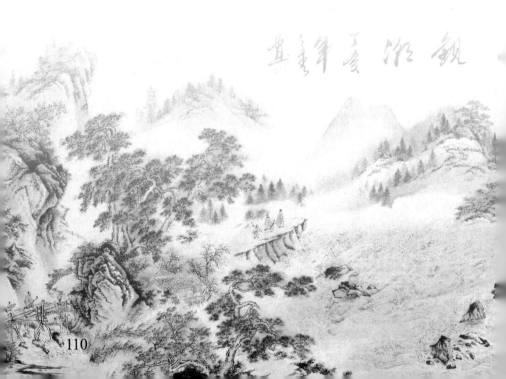

候，起得过早会耗损阳气。如果不是上班族，等天放亮了，甚至太阳出来了再起床，也不为过。

蕴含的哲学思想

唯物主义辩证法认为，尊重客观规律是发挥主观能动性的前提和基础，只有尊重客观规律，才能更好地发挥人的主观能动性。人们对客观规律认识越深刻和全面，主观能动性就越能充分发挥。发挥人的主观能动性，是认识和掌握客观规律的必要条件。尊重客观规律和发挥人的主观能动性是相辅相成的，辩证统一的。既要尊重客观规律，又要发挥人的主观能动性，要把两者有机地结合起来。

就祖逖来说，他对客观规律的认识就是：持之以恒付出努力，就能提高武艺，报效国家。于是，他发挥主观能动性，鸡一叫就起床习武，确实成了有名的将领。从祖逖追求的目标而言，他闻鸡起舞，是尊重了客观规律的。

但就养生而言，闻鸡起舞这个主观能动性的发挥，就有悖身体"生物钟"的客观规律了。所以，对于主观能动性这个问题，即使是同样的积极行为，它的目标背景不同，应遵循的客观规律也是有所不同的，应区别看待，就像"闻鸡起舞"之于习武和养生一样。

28. 物腐虫生
内因和外因

　　成语"物腐虫生"出自《荀子·劝学》："肉腐出虫，鱼枯生蠹。"宋朝苏轼所著的《范增论》里也说："物必先腐也，而后虫生之。"此成语用来比喻祸患的发生，总有内部的原因。也比喻本身有了弱点，别人才能乘机打击。

　　《荀子》是战国后期儒家学派最重要的著作，是荀子和他的弟子们整理或记录别人言行的文字。其中所记录的观点均与荀子的思想一致。荀子坚持性恶论，强调后天的学习与改变，这与孟子的性善论截然不同。

　　《范增论》是北宋文学家苏轼创作的一篇议论项羽与范增关系的史论性散文。区区数百字，把项羽与范增之间君臣关系不合的原委，以及项羽灭亡的必然性进行了颇有创新性的分析。全文立意高深，表述畅达。

成语寓于中医

物腐虫生的道理，可以应用于几乎所有的事物，就人体疾病的发生发展而言，也是适用的。

"物腐"可以理解为人体内环境的不良，"虫生"可以理解为外邪的入侵。

《黄帝内经》里有这样一句话："正气内存，邪不可干，邪之所凑，其气必虚。"意思是说，在人体正气强盛的情况下，邪气不易侵入机体，也就不会发生疾病。而邪气之所以能够侵犯人体，一定是因为正气已经虚弱了。

那我们怎么理解人的"正气"呢？用通俗的话来说，"正气"就是我们人体的正常生理功能和免疫能力。保持正气的旺盛，是身体健康的重要保证，也是我们的生命之根本。

任何损伤我们体内正气的行为，都是伤害身体健康的。所以，历代医家都强调养护人体的正气，并总结出一套养护正气的方法。比如："少言语养内气，戒色欲养精气，薄滋味

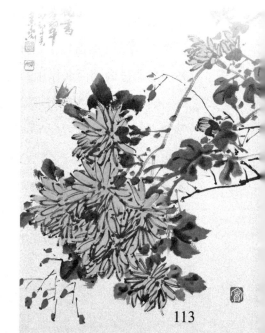

养血气，咽津液养脏气，莫嗔怒养肝气，美饮食养胃气，少思虑养心气。"只有人体诸气得养，脏腑功能协调，才可能使正气长盛不衰，外邪不入，疾病不来扰闹。

以上这些方法，可以用十六个字来总结概括，那就是："心胸有量，饮食有节，起居有常，劳逸有度。"

蕴含的哲学思想

毛泽东在《矛盾论》里指出："事物发展的根本原因，不是在事物的外部而是在事物的内部，在于事物内部的矛盾性。任何事物内部都有这种矛盾性，因此引起了事物的运动和发展。事物内部的这种矛盾性是事物发展的根本原因，一事物和他事物的相互联系和互相影响，是事物发展的第二位的原因。"一件东西，只有自身先腐烂了，才会生出虫子来。一个人对另一个人，只有不信任了，才会生出是非来。诸多的事实证明，外因是通过内因而起作用的。

数不胜数的生活实例，也有力地证实了事物发展的根本原因在于事物内部的矛盾性的道理。所以，才有荀子说："肉腐出虫，鱼枯生蠹。"才有吕不韦说："户枢不蠹，流水不腐。"才有苏轼说："物必先腐也，而后虫生之。"

人体健康也不例外，只有体内正气稳固，才能抵抗外邪的侵犯而不患疾病。所以，真正的养生保健，是养我们体内的正气。

29. 灵丹妙药

主观和客观

出处及概要

成语"灵丹妙药"出自元代无名氏《翫江亭》第二折，戏里有这么一句唱词："我是天台一先生，逍遥散澹在心中。灵丹妙药都不用，吃的是生姜辣蒜大憨葱……"灵丹妙药用来代指能解决一切问题的好办法。

成语寓于中医

就养生而言，从古至今，人们都希望得到灵丹妙药来使自己不得病，使自己活得更长。百姓如此，帝王也如此。古代不少帝王为了追求长生不老，到处遍寻丹药，不惜付出各种代价炼丹。比如历史上赫赫有名的唐太宗李世民，清代的雍正皇帝，都痴迷炼丹。但他们真正得到灵丹妙药了吗？没有。据传他们之中很多都是因服丹药中毒而死。其实，从古至今，人们都没有得到真正的长生不老药。

但是，这世上有没有养生的灵丹妙药呢？答案是肯定的。就像《酰江亭》戏里所说："逍遥散澹在心中。灵丹妙药都不用，吃的是生姜辣蒜大憨葱。"健康长寿真正的灵丹妙药是内心的淡定和逍遥自在，是平衡的饮食和规律的作息，是和谐的人际关系和良好的生活习惯，是七情不过和五劳有度，是行善立德和不为而为。

一个人如果刻意追求养生，为了养生而养生，天天纠结吃虫草好还是花粉好；鸡蛋吃还是不吃，吃蛋黄好还是蛋白好，吃一个还是两个；天天跟风，听到别人说什么补药好就深信不疑，跟着买来吃；或者整天忧心忡忡，担心家族里没人活

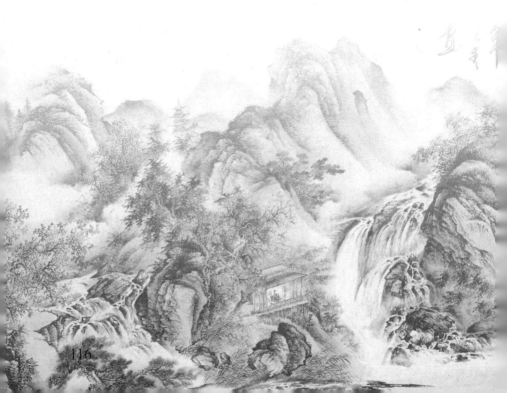

过八十岁，这可怎么是好……人一旦到了这样的养生状态，再好的药食对他都没有养生的意义了，更谈不上他得到了灵丹妙药。

所以，真正的灵丹妙药是藏在人的心里的，只有内心安宁，不为外界所惑，才算进入了养生的状态。

蕴含的哲学思想

客观指不依赖于人的意识而存在的一切事物。不管人们是否认识它，是否知道它，是否承认它，它都照样存在的。而主观跟客观正相反，它指被人的意识所支配的一切。比如人们想问题、做事情等。主观和客观之间的关系是：客观决定主观，主观能反映客观，并对客观具有能动作用。当主观正确反映客观，并作用于客观时，对客观事物的发展起促进或推动作用；反之，对事物的发展就起阻碍作用。这就要求要把主观的愿望与客观实际相吻合，才能达到目的。

人总是会死的，世界上本来就没有什么灵丹妙药可以让人长生不老。所以，从古至今，没有人把长生不老的仙丹炼成，因为人们追求长生不老的主观愿望与客观实际是相脱离的。至少现在是这样。但是，科学养生可以帮助我们在人类寿命范围内活得更长一点，更好一点，生命质量更高一点。它就是我们的灵丹妙药。

30. 夕寐宵兴

主观和客观

出处及概要

成语"夕寐宵兴"出自《南史·宋纪上·武帝》:"是故夕寐宵兴,搜奖忠烈;潜构崎岖,遇上履虎;乘机奋发,义不图全。"字面意思是晚睡早起,用以形容勤奋不息。

《南史》是中国历代官修正史"二十四史"之一,记录了上起宋武帝刘裕永初元年(420年),下迄陈后主陈叔宝祯明三年(589年),横跨南朝宋、齐、梁、陈四国一百七十年的史事。

成语寓于中医

这是一种珍惜时光、顽强不息的精神。但是如果一年四季都"夕寐宵兴",晚睡早起,显然有悖中医睡眠养生的原则。

中医讲究"天人合一",强调人是大自然中的一分子,不管是养生，还是中医治疗，都要与天时地理相结合，顺应自然的变化。睡眠也不例外。

睡眠是人体生命中不可或缺的一种活动或状态，人生有三分之一的时间在睡觉，它的养生作用甚至比吃补药还强百倍，但是怎样才是科学的睡眠，怎样睡觉才能起到养生保健的作用，中医最有讲究。

在著名的《黄帝内经》里，就有对睡眠养生的描述，千百年来，《内经》里的睡眠养生思想被实践证明是科学的。

《黄帝内经》把人的睡眠与四季特点相结合，不同季节，睡眠时间的要求也有不同。

比如春季，《内经》说："春三月，此谓发陈，天地俱生，万物以荣，夜卧早起，广步于庭，被发缓形，以使志生，生而勿杀，予而勿夺，赏而勿罚，此春气之应，养生之道也。逆之则伤肝，夏为寒变，奉长者少。"

意思是说，春季是生发的季节，天地万物都从冬季里苏醒过来，欣欣向荣。这个时候，人们应该夜卧早起，到庭院散步，披散头发，解开衣带，使形体舒缓，放松自己。神志活动应该顺应春生之气，而不要违逆它，这才是春季的养生之道。如果逆而行之，则伤肝。这里提到，春季睡眠应晚睡早起。

而到了夏季，《内经》说："夏三月，此谓蕃秀，天地气交，万物华实，夜卧早起，无厌于日，使志无怒，使华英成秀，使气得泄，若所爱在外，此夏气之应，养长之道也。逆之则伤心，秋为痎疟，奉收者少，冬至重病。"

意思是说，夏季是自然界万物繁茂秀美的时节。此时，天气沉降，地气升腾，天地之气相互交融，植物开花结果，长势旺盛。这个时候，人们应该晚睡早起，不要厌恶白天太长，保持情绪怡悦，不要生怒气，要使自己像花儿一样秀美，使气机畅通，对外界事物保持兴趣。这就是适应夏季的气候，保护长养之气的方法。如若违逆，则伤心。这里提到，夏季睡眠应晚睡早起。

比如秋季，《内经》说："秋三月，此谓容平，天气以急，地气以明，早卧早起，与鸡俱兴，使志安宁，以缓秋刑，收敛神气，使秋气平，无外其志，使肺气清，此秋气之应，养收之道也。逆之则伤肺，冬为飧泄，奉藏者少。"

意思是说，秋季是万物成熟，平定上收敛的季节。此时，天气劲急，地气清爽，人们应该早睡早起，起床的时间应与鸡鸣的时间一致，要保持情绪安宁，减轻秋季肃杀之气。这就是秋季的养生之道，如果违背，则伤肺。这里提到，秋季睡眠应早睡早起。

而冬天，《内经》说："冬三月，此谓闭藏，水冰地坼，无扰乎阳，早卧晚起，必待日光，使志若伏若匿，若有私意，若已有得，去寒就温，无泄皮肤，使气亟夺，此冬气之应，养藏之道也。逆之则伤肾，春为痿厥，奉生者少。"

意思是说，冬季是生机潜伏、万物蛰伏的季节，此时，水寒成冰，大地冻裂。人不要扰乱体内的阳气，应该早睡晚起，等到太阳出来时再起床，要使思想情绪平静伏藏，常有满足感。还要避免寒冷，保持温暖，不使皮肤开泄而耗损阳气。这就是冬天的养生之道，若有违逆，则伤肾。这里提到，冬季睡眠应早睡晚起。

蕴含的哲学思想

客观是不依赖于人的意识而存在的一切事物。主观是指被人的意识所支配的一切，包括人的思维和行动等。客观决定主观，主观能反映客观，并对客观具有能动作用。当主观正确地反映客观，并作用于客观时，对客观事物的发展起促进和推动作用，反之，就阻碍事物的发展。

夕寐宵兴是一种拼博的精神，但不是养生的好办法，因为它有违人体、自然和养生的客观规律，即天人合一的作息规律。科学的作息时间是顺应四时的变化。春夏之时，早睡早起；秋季早睡早起；冬季早睡晚起，而不是一味的"夕寐宵兴"。

31. 大腹便便

事物之间的因果联系

出处及概要

　　成语"大腹便便"出自《后汉书·边韶传》："边孝先，腹便便。"现代人们用这个成语来形容肚子很大，很肥胖的样子。

　　《后汉书·边韶传》里的这个典故，讲述了东汉桓帝当政的时候一个叫边孝先的读书人，口才甚好，教了几百名学生，讲起课来头头是道。但他人很胖，肚子大，又爱打瞌睡，睡的样子看起来很好笑。有一天，他又和衣打瞌睡，学生们就编了顺口溜嘲笑："边孝先，腹便便，懒读书，但欲眠。"边孝先听到很生气，也回了顺口溜解释与批评："边为姓，孝为字。腹便便，王经笥。便欲眠，思经事。寐与周公通梦，静与孔子同意：师而可嘲，出何典记？"意思是，我边孝先肚子大，那是装五经的竹箱，我睡觉，那是在思考五经的事，因为只有在梦中，才能会见到周公，也只有在安静的时候，才能有与孔子相同的思维。学生嘲笑老师，这是出自哪家的规矩？

成语寓于中医

从典故里看出一个问题，大腹便便有受人耻笑之嫌。现在人们吃喝不愁，稍不注意，加上不爱运动，就变得大腹便便了，不仅不好看，健康问题也随之而来了。

古代中医早就认识到大腹便便是不健康的表现，《黄帝内经》里就把人的体形分为肉人、脂人和膏人三种。所谓"肉人"是指骨骼肌肉壮实，皮肉紧凑，肌理致密的一种体形；"脂人"是指四肢肥瘦比例均匀，脂肪多，肉松软而富有弱性的体形；而"膏人"是指腰背腹部明显肥胖，而臀部、四肢则相对瘦小，腰腹围大于臀围，"纵腹垂腴"那种体形。

这三种体形中，肉人是正常的，脂人是偏胖但尚未超标的，而膏人就是现代医学所说的"向心性肥胖"，也就是大腹便便那种体形。大腹便便是一种非常不妙的体形，外形不雅不说，还是"三高"（高血压、高血脂、高血糖）的好发体形。现代医学把高血压、高血脂、高血糖等合称为"代谢综合征"，一旦患上，这"三高"之间互助互长，恶性循环，最终危害心脑肾及全身血管，发生心肌梗死、脑梗死、脑出血、中风、瘫痪等。

所以，我们要避免成为膏人，避免在不知不觉中成了大腹便便之人。预防的办法就是要注意几点：一是从日常生活行为中去预防，坚持规律运动，少食油腻食物，坚持低脂低盐低糖饮食，不暴饮暴食，每餐坚持七八分饱，不抽烟酗酒。二是进行有效的体质调理。中医体学说认为，膏人大多数都是痰湿体质，痰湿体质是先天因素，加上后天不注意造成的。如果你体形肥胖，腹部肥满而松软，面部油脂分泌较多，上眼睑比别人肿，还经常感觉全身困重，舌苔厚腻，就要考虑是不是痰湿体质。最好是找中医师诊断并进行中药调理，中医在这方面有很丰富的经验。

蕴含的哲学思想

原因和结果是揭示事物紧密相连、彼此制约关系的一对哲学范畴。原因和结果之间存在辩证关系，原因和结果的关系是

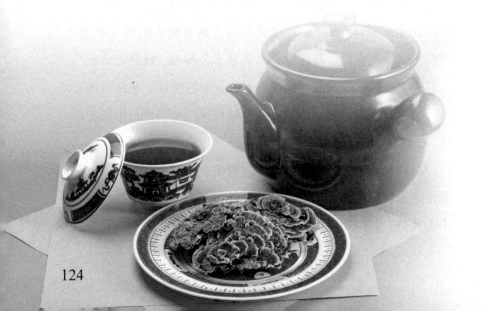

对立统一的。对立，体现在原因和结果的区别是确定的。不能倒果为因，也不能倒因为果。其次，原因和结果之间又是统一的。统一，体现在相互依存、相互作用、相互转化、交错组合。没有无因之果，也没有无果之因；原因引起结果，结果反作用于原因；在因果链条中，同一现象在一种联系中是原因，在另一种联系中是结果；因果关系具有多样性。

没有谁一生下来就是大腹便便的，这种体形的形成一般来说非一日之"功"，既有它形成的外部原因，如多吃多喝、进食油腻、不运动等，也有它形成的内部原因，如身体湿气较重等。对于人体来说，大腹便便既是一些疾病和人体代谢异常的结果，又反过来加重疾病和人体代谢的正常运行。认识到了引起大腹便便的原因和它对身体的损害，我们就要从年轻时注意避免形成这样的体态。

32. 六阳会首

整体与局部

出处及概要

成语"六阳会首"出自元·高文秀《渑池会》第二折："对着众官人每在此，我这一去，若有些儿差失呵，我输我这六阳会首。"代指人的头颅。

典故讲述的是，战国时期著名政治家、外交家蔺相如以定国安邦为重任，反对谋动干戈，主张躬行仁义，独自陪赵成公赴秦国的渑池会，并立下誓言，以自己的头颅作担保，保主公无事回还的英雄气概。

成语寓于中医

在古代，把人的头颅称为六阳会首。这是怎么回事呢？原来头部是中医十二经络中的手三阳和足三阳这六条阳脉汇聚的地方。所以，头部的养护是人体养生保健的重要措施。

　　而十二经络有什么作用呢？《内经》里这样说："十二经脉者，人之所以生，病之所以成，人之所以治，病之所以起，学之所始，工之所止也。"说明经络在养生治病中的重要作用。十二经脉通过手足阴阳表里经的联接而渐次相传，组成了一个周而复始的传注系统。气血通过经脉可内至脏腑，外达肌表，营运全身。所以，通过对经络穴位的养护和刺激，可以起到养生防病治病的作用。

　　刚才说到汇聚于头部的手三阳和足三阳这六条阳脉，手三阳是指手阳明大肠经、手少阳三焦经、手太阳小肠经。足三阳是指足阳明胃经、足少阳胆经和足太阳膀胱经。每一条经脉都有它特定的护体作用。

　　比如手阳明大肠经，被誉为延年益寿的良药。它起于食指末端的商阳穴，手臂桡侧向上，走到肩部，达到督脉的大椎穴，在向下进入锁骨上窝联络肺脏，通过横膈，属于大肠。其支脉通过颈部、面颊，经上唇，到达对侧的迎香穴。因其走行路径，使它具有生津通腑的作用，主要用于治疗消化系统的疾病，如腹痛、腹泻、痢疾等，也可以治疗头面、五官和咽喉的病症，如咽痛、牙痛、鼻出血等，还可以治疗肩手疼痛。

　　又比如足阳明胃经，被誉为人体的后天之本。它起于鼻翼两侧，入上齿龈内，出而环唇周，上行耳前，达前额。其支脉很多，面支脉、胃下口部支脉、胫部支脉、足跗部支脉等，其走行上共有包括足三里等90个穴位（双侧），可以治疗经络走行上的相关疾病，如主治肠胃等消化系统、神经系统、呼吸系统、循环系统某些病症和咽喉、头面、口、牙、鼻等器官病症，以及本经脉所经过部位之病。

头部是六条阳脉汇聚之处，头部的经络和其走行上的穴位也是我们养生保健和治疗疾病的重要穴位。比如百会、风池、哑门、翳风、太阳、印堂等重要穴位都在头部。中医认为，时常按摩头部经络和穴位对养生健身大有益处，生活中最常用而简便易行的办法是每日梳头，可以起到通畅血脉、祛风除湿散寒、延缓头发变白的作用，对偏头痛、失眠、颈部酸疼也有一定作用。

怎么梳头也有讲究，选梳齿不要过于锐利的木梳或牛角梳，从前额正中开始，稍加用力，梳齿与头皮保持垂直，以均匀的力量向头顶、枕部、颈项部的顺序梳理，然后，按由前到后的顺序，分别梳理左右侧头顶，最后以梳齿由上到下梳理左右颞部（太阳穴及周围）。每天 1 ～ 2 次，早晚各一次，每次 5 分钟左右，速度以每分钟梳理 20 ～ 30 下为宜。持之以恒就可以见到效果。

蕴含的哲学思想

整体和局部是客观事物的可分性和统一性的一对哲学范畴。整体是构成事物的诸要素的有机统一，部分是整体中的某个或某些要素。整体由部分组成，部分制约整体，关键部分的功能及其变化甚至对整体的功能起决定作用。

　　头部是人体重要的组成部分，相对整个人体来说，它是局部。但是相比四肢等局部，头部的功能对人是非常关键的，它的变化对整体的功能可以起到决定性作用，这也体现了局部对整体的制约功能。

　　人体的六条阳脉整齐划一相汇在头部，是头部本身功能的需要，也成就了头部的重要性。同时，也为头部局部按摩刺激全身阳脉发挥保健作用提供了方便。

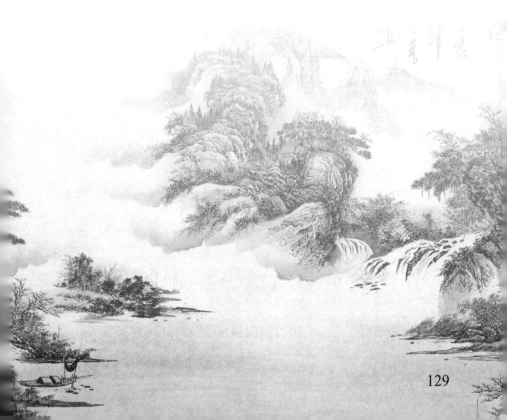

33. 药店飞龙

哲学的形象思维

出处及概要

成语"药店飞龙"出自南朝·宋·乐府《读曲歌》:"自从别郎后,卧宿头不举,飞龙落药店,骨出只为汝。""飞龙"本来是指药铺里一种叫作"龙骨"的常用中药。作为成语,用来形容人瘦到了皮包骨头的样子。

《读曲歌》是六朝清商曲辞、吴声歌曲中的一种,共录八十九首,为现存吴声歌曲中,保存民间歌辞最多的一类。据传,《读曲歌》起源于哀歌,由于声音哀苦,和子夜歌一样,成为六朝民间最流行的民歌,后来民间大半当情歌来唱,也多用谐音双关语,是其特色,且歌辞时用杂言,简短而富情趣。

成语寓于中医

把成语引入中医,可以引深到两层意思。

其一说龙骨。它是一味矿物类中药，性平、甘涩，归心、肝、肾及大肠经，常与牡蛎合用，起镇静安神、平肝潜阳的作用。

其二说皮包骨头。都说瘦比胖好，但是人一旦瘦到了皮包骨头的地步，一定不会是件好事。西医见到"药店飞龙"一样的瘦人，会想到"恶病质"三个字。什么叫"恶病质"，就是患了重病的人才有的体形体质。而中医认为过瘦的人可能存在长期血虚或者阴虚的情况，或由大病引起，或长期阴阳失衡得不到调理而引发。《黄帝内经》里讲"阴虚则内热"，血虚、阴虚都可以导致"火旺"，内耗增强，人自然就会消瘦。

对于阴虚的瘦人怎么调理？最重要的是要养阴。只是消瘦，却没有特殊不适症状的人，可以采取食疗加穴位按摩调理。吃一些补养肝肾、滋阴清热的食物，比如蜂蜜、百合、苦瓜等，少吃或者不吃辛辣的食物。保证夜晚充足的睡眠，也是养阴的好办法。坚持按摩或者艾灸涌泉和三阴交穴，可以滋阴降火、宁心安神，有引火归元的效果。

如果极瘦，并出现脸色苍白、乏力、头晕、心慌等症状，要考虑血虚的情况，可用补养气血的食药来调理。比如黄芪、当归、大枣等制成的药膳。

特别严重的消瘦伴有明显不适症状的，一定要请医生帮助检查和治疗。

蕴含的哲学思想

形象思维是哲学认识事物的方式之一，它也遵循认识的一般规律。形象思维和抽象思维的统一，构成了哲学思维。形象思维是以直观形象和表象为支柱的思维过程，它的内容非常丰富，比喻思维、换喻思维、比拟思维等，都是形象思维的重要形式。它总是与感受和体验关联在一起，是用形象材料进行的思维活动。

说人之消瘦，只是一个概念，但瘦到什么程度，却有无限想象的空间。而采取形象思维的方法，以药店售卖的龙骨干品来比喻瘦人，瘦人的形象立刻就活了起来。那是一种皮包骨头的瘦，在医学上属于病态的瘦，或许是有恙在身的表现。

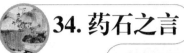

34.药石之言

矛盾的对立统一

　　成语"药石之言"出自《左传·襄公二十三年》："臧孙曰：'季孙之爱我，疾疢也。孟孙之恶我，药石也。美疢不如恶石。'""疾疢"指病害、疾病，"药石"指药剂和砭石。成语"药石之言"用来形容劝谏人改过的话语。

　　典故讲的是襄公二十三年发生的一则故事：孟孙向来与臧孙不和，臧孙有意和好，但孟孙从不领情，还时时抓臧孙的把柄，揪臧孙的辫子，向大王告状。臧孙因此而害怕，每每放浪形骸之时，总觉得背后有孟孙那双犀利的眼睛在盯着他，因而不敢胡作非为。但是，孟孙死后，臧孙去灵堂吊唁的时候却放声大哭。旁人不解，问："孟孙处处与你作对，他死了你哭得如此悲伤，若是喜欢你的季孙死了，你又该是怎样的哀痛呢？"臧孙说："季孙虽然对我好，处处迎合，却犹如给我增添了疾病；孟孙虽然厌恶我，与我处处作对，却犹如给了我治病的药石。再好的病也比不上再差的药啊。如今病在药失，我的日子也不久了呀！"

成语寓于中医

成语中的"药"，不难理解，良药苦口利于病。而其中的"石"却要追溯到古代中医以石治疗疾病的情形。

新石器时代，人们就发现了用磨制的石头来按摩的方法治病，到了战国时期已经有了砭石治病的文字记载。"针"和"灸"也是在砭术基础上发展起来的两种中医外治方法。因此，

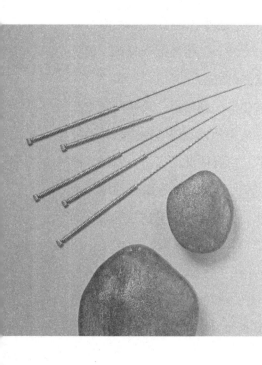

砭石还有"针灸之母"之称。

在民间，砭石是可以随取随用的简单易得的中医治疗工具，从来都没有消失过。近年来，随着人民群众不断提高的养生保健意识，中医养生保健越来越得到重视，灸术和砭术也成为人们在家里易于操作的保健方法。如果总结一下砭石和相关砭术的功效，大致有以下几种：温助阳气，养筋荣脉；宣导气血，疏通经络；逐寒祛湿，消痹止痛；祛瘀止痛，清热消肿；潜阳纳气，镇惊安神。

用砭石养生保健，主要有三种方法：其一是点法，以砭石点穴而不刺破；其二是熨法，以水烫热或火烧热的砭石隔物熨肌肤；其三是摩法，用砭石进行按摩。以上几种方法可以起到祛寒除痹、调理气血、疏通经络的作用，可以帮助美容、减肥、调整失眠和消除疲劳。

砭石的这三种中医治疗方法，比起针灸，应用起来更为安全，特别适合家庭养生保健之用，又因砭石携带方便，可以用于旅途保健之用。

蕴含的哲学思想

对立统一规律是唯物辩证法的实质和核心，是贯穿其他规律和范畴的一条中心线索，是理解其他规律和范畴的钥匙。唯物辩证法的规律和范畴是从各个不同侧面揭示事物的联系和发展的，而对立统一规律揭示了联系和发展的最深刻的本质，揭示了事物内部矛盾双方的统一和斗争，是事物发展的源泉和动力。正是因为事物内部存在着矛盾的斗争和统一，事物才有了自己的运动和发展。

孟孙对臧孙无时不在的监督和"敌对"行为，也促成了臧孙的自律。而季孙对臧孙历来的爱戴和迎合，却可能使臧孙忘乎所以。臧孙以辩证的思维认识到了孟孙的重要作用，所以，才有了对孟孙之死的恸哭。

药和砭石也是一样。药大多味苦，是人们不喜爱的，但是药可以治病，病人离不开它。砭石刮在身上也痛，但是可以通经活络，人们养生保健需要它。这就是矛盾的对立统一。

35. 防微杜渐
量变到质变

出处及概要

成语"防微杜渐"出自《后汉书·丁鸿列传》:"若敕政则躬,杜渐防萌,则凶妖消灭,害除福凑矣。"指当错误的思想和行为刚有苗头或征兆时,就加以预防与制止,把它消灭在萌芽之中。

典故说的是东汉和帝十四岁继位,因年少,受到实际执政的窦太后兄弟窦宪等人之欺。他们为所欲为,密谋篡权。司徒丁鸿见此,便上书和帝,他在奏章里说:"'杜渐防萌'则凶妖可灭。"建议趁窦氏兄弟权势尚不大时,早加制止,以防后患。和帝采纳了他的意见,从而避免了一场可能发生的宫廷政变。

成语寓于中医

防微杜渐的道理不仅可以用在治国理政上,用在中医养生及诊疗方面，也有着非常积极的指导意义。

为人们所熟知的"讳疾忌医"的故事，讲的就是蔡恒公不信名医扁鹊的话，使本来可以治好的轻浅于腠理的疾病，由浅入深，到肌肤，再到肠胃，最后深入到骨髓，成了无可救药的重病，最后一命呜呼。

中医讲究"治未病"，就是未病先防、已病防变、瘥后防复。"治未病"的这三层意思里，都包含了防微杜渐的道理。任何疾病都不是说来就来的，它一定是经过了一定时间的变化，由浅到深，由轻到重演变而成的。《内经》里说："善治者治皮毛，其次治肌肤，其次治筋脉，其次治六腑，其次治五脏。"就是说，一个高明的医生，肯定会及早发现病人轻浅的疾病，在它还没有加深加重的时候，去及时阻止，从而起到事半功倍的作用。

中医未病先防有很多独特的办法，比如按摩、推拿、艾灸、导引、药膳等。对一些穴位，如足三里、涌泉、命门、中脘等穴的适度刺激，均有增强人体免疫力的作用，对防病很有效果。另外，针对自身体质的药膳调理，也是中医平衡阴阳、防止疾病的好办法。中医的导引，即运动，比如太极拳、五禽戏等，也可以通过运动疏经通络，达到祛病防病的目的。

中医养生讲究从孩童做起，一个成年人或老年人得的慢性病，绝不是长大以后突然患病，而是从小到大日积月累的结果。年轻时身强力壮，不一定会表现出来，随着时间的推移，年老体衰，这些经年积垢就表现为疾病的发作。所以，中医养生观念和方法，需要让孩子们早知道，早预防。

蕴含的哲学思想

质量互变规律，是以对立统一为核心的唯物辩证法的普遍规律之一。量变是在一定事物的一定质的基础上进行的。在一定限度内，量的增加或减少不引起质的变化，使事物保持相对的稳定性。但超过了一定的限度，量变就会引发质的变化，使事物背离了原来的本质。防微杜渐就体现了量变到质变的哲学思想。微小的无害的弊端的量化积累，到了一定程度会发生质变，成为祸害，所以不能因恶小而放松警惕。

东汉的司徒丁鸿发现了窦氏兄弟预谋篡权的蛛丝马迹，果断献计年少的皇帝，采取手段，加以制止，从而粉碎了一场政变阴谋。

中医"治未病"的未病先防、已病防变、瘥后防复，都是养生防病的方法，是防微杜渐的体现，是很好的预防为主的思想。

第三章 病证篇

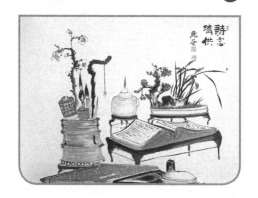

36. 人老珠黄

尊重事物的发展规律

出处及概要

成语"人老珠黄"出自明·兰陵笑笑生《金瓶梅词话》第二回:"娘子正在青年,翻身的日子很有呢,不像俺是人老珠黄不值钱呢。"旧时比喻女子老了被轻视,就像因年代久远而失去光泽的珍珠一样不值钱。泛指人老了不中用。

《金瓶梅词话》是中国古代长篇白话世情小说,其书名是由小说三个女主人公潘金莲、李瓶儿、庞春梅各取一字合成的。小说通过对兼有官僚、恶霸、富商三种身份的市侩势力的代表人物西门庆及其家庭罪恶生活的描述,揭露了明代中叶社会的黑暗和腐败,具有较深刻的认识价值,是明代"四大奇书"之首。

成语寓于中医

人老珠黄仿佛是女人的专属成语，形容女人老了，就像因年代久远而陈旧发黄的珠子一样，不受待见。也有人说，成语里的"珠"，是眼珠。

事实上，人老珠黄是女人年老色衰的真实总结。"色"即颜色、面色，"衰"即破败，不新鲜。生活中我们发现，女人上了岁数，大多数都会双眸暗淡无光，面色干枯萎黄，人称"黄脸婆"。为什么会这样？因为女性的生理特点决定了她们没有男性经老。

《素问·上古天真论》里有一个很重要的定律，叫"女七男八"。什么意思呢？就是说女子的生命节律与"七"有关，男子的生命节律与"八"有关。女子每隔七年生理上发生一次重大变化，男子要每隔八年才发生一次变化。

具体说来，女子"七岁肾气盛，齿更发长；二七天癸至，任脉通，太冲脉盛，月事以时下，故有子；三七肾气平均，故真牙生而长极；四七筋骨坚，发长极，身体壮盛；五七阳明脉衰，面始焦，发始坠；六七三阳脉衰于上，面皆焦，发始白；七七任脉虚，太冲脉衰少，天癸竭，故形坏而无子也。"意思是，女子从五七35岁开始身体就走下坡路，面开始发黄，开始脱发；到了六七42岁，面容焦黄，长白发了；到七七49岁，月经停，体形变得难看，不能生育了。而男人要到七八

56 岁，才开始出现衰老的迹象。

更让人不解的是，女人的衰老始于面部，老态让人一看就知。而男人的衰老始于肾气，行不行，只有他自己知道。还是纳兰若容理解女人，替她们发出千古哀叹："人生若只如初见，何事秋风悲画扇。"

但生活中我们也发现，有一些女性尽管年纪大了，但体态依旧圆润优雅，眼神清明，面容白皙剔透，看起来比实际年龄小很多。同样是女人，为什么有如此差别？因为她们懂得养护自己。

中医认为："肾为先天之本，脾为后天之本。""女子为阴，不足于阳。""女子以肝为先天，肝血易虚，肝气易郁。"这些中医理论和临证经验都告诉我们，女人自我养护应该从这些方

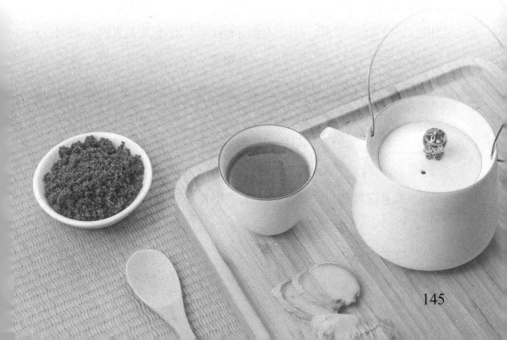

145

面入手。

调出好心态，是女人养护的基础。"养生要以养心为先，心不病则神不病，神不病则人自宁。"多读书，多爱好，宁心静气，淡泊名利，宽容善良，乐观向上，是养心的主要手段，可以疏肝养肾健脾。肝肾脾气正常，体态就不会破败，面色就不会萎黄。

女子为阴，先天阳气不足，温阳对女性自我养护非常重要，温阳的方法很多。防寒防冷保暖是最简便的温阳方法，特别是经期和产褥期，更要保暖。吃温热助阳的饮食，如红糖姜茶、生姜羊肉汤、红枣枸杞汤等，可以保住体内阳气，使之不弱，使体内气血运行通畅。运动可以助阳气升发。温灸有"阳脉之海"之称的督脉，可以有助于缓解女性宫寒等症。

女子肝血易虚，肝气易郁。养肝血、疏肝气是女性自我养护最重要的一环。怎么养肝血、疏肝气？《黄帝内经》里讲："人卧血归于肝，人动血运于诸经。"对于女人来说，睡眠是最好的美容方法。不吸烟，不熬夜，每日睡好子午觉，保证7～8小时的睡眠时间。另外，吃些养肝血的食物也是很好的办法，比如枸杞、阿胶、百合、大枣等。疏肝气最好的方法是运动、散步、小跑、爬山、唱歌、跳舞等。肝血养足了，肝气疏通了，体自强健，眸自清明，面自白皙。

人老珠黄是自然规律，但是我们做好自身养护，就可以让它来得晚点、晚点，更晚一点，直到我们从容地、优雅地、有尊严地老去。

蕴含的哲学思想

任何事物的发生发展都是有规律的，只有正确认识和充分尊重事物发生发展的客观规律，才能更好地发挥人的主观能动性，以达到改变客观世界的目的。在事物的发生发展的普遍性规律中，有量变质变规律，它揭示了事物发展的形式和形态。我们都知道，事物发展变化的规律，是从无到有，从量少到量多，从低点到高点，当变化到极点之后，如果不能进行终极一跃，而用辩证法的话说，如果不能从量变挣脱出来，跳跃到质变，那么，这个事物又会从高点到低点变化，而后消亡。

有一个谜语是："早上四只脚，中午两只脚，晚上三只脚。"它的谜底就是"人或人生"。谜语形象地揭示了人生的规律和过程。所以，就人个体的生命进程而言，也是一个生理机能从弱小到旺盛，再到衰退，最后到消亡的过程。人在这个生命的进程中，不论是体质还是能力，都会随着年龄的变化而变化，到老年时，就变得"人老珠黄"了，这是人生发展的客观规律。我们必须正视它，尊重它。但是不能听天由命，被动等待"人老珠黄"的到来。我们要做的是，在充分尊重人生发展规律的前提下，发挥主观能动性，以科学的办法减缓衰老的进程，防止疾病的发生，这就是养生。

37. 顽固不化

事物是不断变化的

出处及概要

成语"顽固不化"出自清·李宝嘉《文明小史》第六回："卑府从前在那府里，也做过一任知县，地方上的百姓，极其顽固不化。"后来用以表示坚持自己的意见，不肯改变，形容人十分固执。

《文明小史》是清代的长篇小说，以庚子事变后处于动荡、变革中的中国社会为背景，广泛地描写了西方文明引进中国后被接纳、抵制和扭曲的过程，揭露了清廷官吏的守旧和昏庸，以及假借维新之名图谋升官发财的社会风气。

成语寓于中医

学中医的，一看到成语顽固不化，就想到"完谷不化"。"完谷不化"是中医病证名，指那些消化不良导致的腹泻或大便里有未消化食物的情形。如果把完谷不化误写为顽固不化，我以为也没太大的原则问题，这个成语重在"不化"。食物总是没有被充分消化，没有转化成人体可以吸收的营养物质，即完谷不化，时间长了，当然可以说是顽固不化。

有些人长期消化不良，大便不是清稀，就是夹有未消化的食物残渣，甚至吃什么拉什么，偶尔大便秘结不通。究竟是什么原因造成这种顽固的"完谷不化"呢？用中医的理论来说，主要病机是脾阳虚。《素问·阴阳应象大论》里说："清气

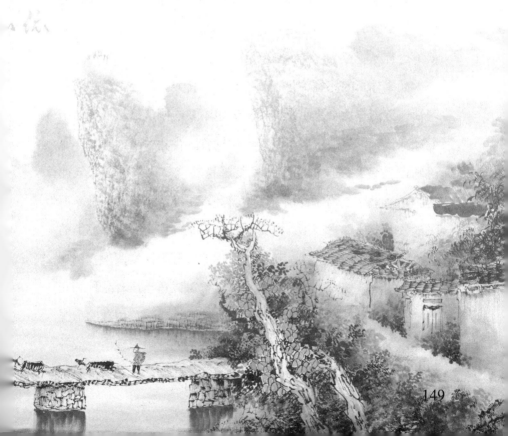

在下，则生飧泻……"意思是清阳之气主升，如果清阳之气衰弱于下，就会大便稀，带有未消化食物（飧泻）。换一句话说，完谷不化的原因是清阳不升，即脾阳虚。

好好的一个人，怎么会脾阳虚呢？其实最主要的原因，就是长期饮食生冷。只凭喜好，吃喝过于寒冷的饮食，时间久了就会损伤脾胃，引起飧泻。另外，长期把四肢和腹部暴露于寒冷的环境里，使肚腹受凉，四肢受寒，也会损伤脾阳，造成完谷不化。

脾阳受损的症状除了消化不好，动不动就腹泻，大便里经常有未消化的食物、腹痛等外，还会伴有消瘦、面色苍白或萎黄、头晕乏力、容易疲倦等表现，时间久了，还会出现抵抗力低下、容易感冒、怕冷等症状。

如果你真的完谷不化了该怎么办？首先，改变不良的饮食习惯，以温热饮食为主，即使夏天也不要吃刚从冰箱里拿出来的冰冻饮食。另外，要少吃刺激性饮食，少食大鱼大肉等厚腻滋味的饮食，以保护和尽快恢复脾胃功能。第二，随天气冷暖，适时增减衣物，特别要防止脐和胃受凉。第三，禁忌寒凉类的饮食，比如：西瓜、苦瓜、冬瓜、梨、柿子等，寒凉类的饮食可以加重脾虚症状。第四，使用益气健脾饮食调理，比如山药、扁豆、蜂蜜、莲子、大枣肉等都可以适当换着品种和花样吃一些，以起到健脾益气的作用。第五，在饮食调理的情况下还不见好，可以看中医，辨证使用理中丸、附子理中丸或补中益气丸等，都可以对完谷不化有所帮助。最后，就是要注意保持精神愉快，避免过度疲劳、忧愁悲伤、紧张等情绪。

蕴含的哲学思想

唯物辩证法认为，事物总是在不断发展变化的。这种不断的发展变化，导致了新事物的产生和旧事物的灭亡，即新事物代替旧事物，新陈代谢。随之而来的，是我们对事物的认识也要随着事物的发展变化而不断更新。如果我们总停留在对旧事物的认识上，或者停留在对事物老旧的认识观上，不以发展的眼光去看待事物、认识事物，不与时俱进，就会造成思想认识上的"顽固不化"和行动上的"背道而驰"，而不能达到我们正确认识世界和改造世界的目的。

在中医病名中，有与"顽固不化"完全音同的"完谷不化"。其"不化"之意是没有完全消化吸收的意思，所以病名概括的是脾胃功能不好引发的一系列症状。细想，顽固不化与完谷不化是有共同点的，那就是"固执"。一个是思想认识的固执，一个是食物坚固不化、不能被吸收的固执，两者都会造成"疾病"。

38. 鼾声如雷
对事物的认识

出处及概要

　　成语"鼾声如雷"出自宋·沈括《梦溪笔谈》第九章："上使人微觇准所为，而准方酣寝于中书，鼻息如雷。"指熟睡时发出的很大的鼻息声，人们用来形容睡得很深。然而，如果一个人睡眠的时候，经常无缘无故发出很响亮的打鼾声，就需要警惕了。

　　《梦溪笔谈》成书于11世纪末，由北宋科学家、政治家沈括编撰，是一部涉及古代中国自然科学、工艺技术及社会历史现象的综合性笔记体著作，涵盖天文、历法、气象、地质、地理、物理、化学、生物、农业、水利、建筑、医药、历史、文学、艺术、人事、军事、法律等诸多领域。

成语寓于中医

正常情况下，人们熟睡时可以发出细微的、有节律的鼻息声，那是气流经过我们的喉鼻时产生的声音，不足为奇。而睡眠时"鼾声如雷"，却另当别论。

现代医学认为，引起如雷样鼾声的原因很多：先天发育异常、呼吸道狭窄、肥胖、软腭及悬雍垂异常、内分泌系统疾病、支气管及肺部疾病、神经系统疾病、醉酒、睡眠呼吸暂停综合征等，都可以导致鼾声如雷的情况。

中医学也认为，鼾声如雷是疾病的表现。从中医的理论来说，痰阻心窍、热盛伤阴、肺气不利等，都可以引起鼾声过大。一些危重病人打鼾更被认为是病情不容乐观的表现。

打鼾可以发生于任何年龄，但以中年以上的男性居多。儿童打鼾更多是由于呼吸道及周边组织的原因，如：先天性气道狭窄、扁桃体肥大、上下颌发育异常、鼻中隔偏曲等；对中年以上的人来说，由于喉部肌肉越来越松弛，加上一些心肺脑和血管神经的慢性疾病，以及饮酒等，就更容易发生打鼾的情况。

鼾声如雷作为某些疾病的信号之一，除了对他人睡眠产生影响外，它的危害主要还在于原发疾病对人的危害。比如：慢性支气管炎肺气肿患者 CO_2 潴留可以导致鼾声，而 CO_2 潴留得不到解除，又可以加重病情；脑出血昏迷患者出现鼾声如雷，往往预示病情严重，而打鼾又可以加重大脑缺氧；肥胖者出现打鼾，说明肥胖已经到了影响健康的程度，提示人在睡眠时可能发生缺氧的情况；过量饮酒的人在睡眠中鼾声如雷，表明酒精已经麻痹了部分呼吸相关肌肉，使软腭松弛，舌根后坠，部分堵塞呼吸道，而酒精麻痹状态下的缺氧是很危险的状态；有很多重度打鼾的人，最后被诊断为睡眠呼吸暂停综合征。引起这个综合征的原因很多，可以是上面例举到的原因，也可能找不到任何原因，但是睡眠呼吸暂停综合征带给人的危害是很大的，睡眠中反复被憋醒而影响睡眠质量，机体长期低氧血症和高碳酸血症带来一系列健康问题，如记忆力下降、早衰、血压升高、焦虑、心律失常、心衰等。

　　预防打鼾要从源头上做起，那就是预防引起打鼾的一些疾病。一是科学锻炼，增强体质。针对自身情况，选择适合的锻炼方式。比如有慢性支气管炎肺气肿的患者，要进行呼吸功能锻炼。二是控制饮食，预防肥胖，戒烟限酒，避免醉酒。三是注意睡眠的体位，对于有打鼾情况的人，不要仰卧，最好选择侧卧的睡眠体位，特别是醉酒后的人，家人及亲人一定要帮助他侧卧，并不时观察。四是积极治疗引起打鼾的原发疾病，比如纠正鼻中隔偏曲，切除鼻息肉，治疗慢阻肺等肺部疾患。必要时做睡眠呼吸监测，发现睡眠中呼吸有长时间暂停或频繁暂停，一定要请专科医生帮助治疗。

蕴含的哲学思想

认识的发生发展和结束，是在认识意识的指挥下实现的。认识是认识意识的表现形式，认识的过程是认识发生以前确立的认识意向、认识方案、认识路线、认识法则的展现过程。我们通过详细地观察认识的过程，就可以发现主体在认识行为发生以前确立的认识目的、认识意向、认识方案和认识路线，发现存在于认识之中的认识意识。

对鼾声如雷的认识，由于人的认识意识的偏差，以及过去科学技术的落后，大多数人都认为，"鼾声如雷"是心胸宽阔、睡眠很好的体现。但是，随着医学科技的进步，对"鼾声如雷"的认识也在发生着根本的变化。人们发现，如雷的鼾声是某些疾病的表现，比如肥胖、鼻中隔偏曲、睡眠呼吸暂停综合征等。所以，对事物认识的过程是一个曲折而漫长的过程，是一个从实践到认识、再实践、再认识这样一个反复交替的过程。

39. 水土不服
事物之间联系的多样性

出处及概要

　　"水土不服"不仅是成语，也是中医病证名，出自《三国志·吴志·周瑜传》："不习水土，必生疾病。"指初来咋到一个地方，对气候条件和饮食习惯不适应而产生的一系列不良反应。偶尔被引申到对某个地方的社会和政治生态不习惯。

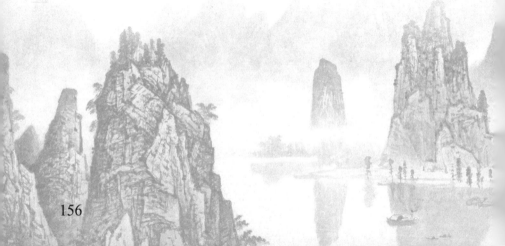

成语寓于中医

　　为什么会水土不服？因为人是大自然中的一份子，与自然是相通相息的，人在顺应自然、自我防护的过程中，逐渐适应了久居地的地理气候和饮食习惯，身体内各脏腑机能也在这种适应中悄悄发生着某种变化。一旦到了新的地域，特别是地理和气候条件、饮食习惯差异较大的地域，机体一时适应不了，就会出现一些反应。比如，长期生活在低海拔地区的人，一旦到了高海拔地区，很多人会出现高原反应；长期处于干燥地带的人，一到了潮湿的地方，会感觉身体困浊紧裹。这些都属于水土不服。水土不服的表现很多，如长痘、身软、失眠、胸闷、皮肤过敏、呕吐腹泻等，都可能出现。

　　古时候，人们对付水土不服的一些办法，现在看来是有趣

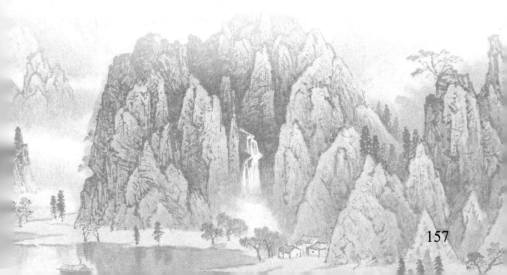

的。《本草拾遗》是唐代陈藏器撰写的药物学名著。其中介绍了治疗水土不服的方法：一是刮下鞋底之土，兑水同服；二是以伏龙肝兑水服用，所谓伏龙肝即是灶心土。其依据是：脾属土，以习惯了的家乡之土冲服，可以起到调理脾气的作用，以减轻水土不服的反应。暂且不论这古人的方法是不是有效，单说刮鞋底之土服之的做法，就很难做到，一是鞋底不一定有土，二是有不卫生和难以下咽之嫌。

现代交通发达，人们日行千万里完全不是难题，一些人也会在异地工作和生活一段时间，怎么预防和应对水土不服，这涉及异地养生的问题。建议遵循以下几点：一是不过劳，规律作息，保证足够睡眠，这是预防水土不服的基础保证。二是避免大吃大喝、暴饮暴食，特别对以前没有吃过的饮食，要循序渐进，逐渐适应。三是去异地前，了解他乡地域特点以及自己体质弱点，做好应对准备。比如，要去高原，先看自己有没有高黏血症、心脏病、高血压、慢性肺部疾病等，如有，则需谨慎，也可备些救急药物，或提前改善机体抗缺氧能力；去深山密林花海，看自己是不是过敏体质，深山很多植物和花粉可诱发过敏反应；去干燥的北方注意随时补水，去潮湿的南方，穿通透性好的衣物，适当住高一些的通风居所。四是注意异地饮食卫生，少吃生鲜凉拌菜，少吃隔夜饮食。五是不论在何地都要吃温热饮食，寒凉伤脾，脾失运化会加重水土不服。

对体质太弱的人，外出到异地前，可以请中医把脉，事先进行一些中医的药物调理，比如陈皮、薏苡仁、山药、黄芩、板蓝根等，可以提高身体免疫力和脾胃适应性。

蕴含的哲学思想

辩证唯物法告诉我们，事物之间的联系是具有多样性和复杂性的。具体体现在它们之间的内部联系和外部联系、本质联系和非本质联系、必然联系和偶然联系、直接联系和间接联系。这些事物之间联系的方式可以单独存在，也可以复合存在，从而导致了联系的复杂性。比如，水和土两种事物之间不仅有直接联系，也有间接联系。其直接联系是"土克水"，水来土掩，所以，水和土之间是"不服"的。它们的间接联系是通过"木"作桥梁而联系在一起的，"水生木，木生火，火生土，土生金，金生水。"所以，水和土之间，在一定条件下，又有了间接相生的关系。

也正因为如此，"水土不服"这种对立的关系，在一定条件下，可以转化为一种间接的相生和相益关系（对立统一）。所以，人对新环境的不适应（水土不服），是可以通过各种办法（创造条件）去改变的。从古到今，人们总结出了不少对付水土不服的办法，有些是行之有效的。

40. 病入膏肓

事物的度

出处及概要

因为《左传·成公十年》里的一个典故，"病入膏肓"成为知名度很高的成语，形容病情严重到了不可救药的程度，比喻事情到了无法挽回的地步。

典故讲述了春秋时期晋景公患病求医的故事。说晋景公病重，请秦国名医来治疗。在医缓没有到来之前，晋景公做了个奇怪的梦。梦中，他的病变成了两个小孩，悄悄说话。一个说，那个高明的医缓就要到了，看来我们这回是难逃了。另一个说，没什么可怕的，我们躲到肓的上面，膏的下面，无论医缓怎样用药，也奈何不了我们。不一会儿，秦国名医到了，查了晋景公的病，遗憾地说，这病已经进入肓之上、膏之下，药力达不到，实在是没法治了。晋景公惊奇这医生说的和他梦境一样，视其为神医，放回秦国。不久，晋景公因病重而死。

成语寓于中医

典故里出现"膏肓"二字。膏肓是什么？

中医里，把心尖部少量黄白色脂肪样的东西叫"膏"，有脂膏的意思。把心脏与膈膜之间的部分叫"肓"，用现代人体解剖学分析，应该是心脏与包膜之间的部位。换句话说，"膏肓"应该是人体心包。心衰时，有的病人会出现心包积液，就是积在心包里的。古代中医认为，膏肓之处是人体最里面的部位，病由表及里，一旦进入这个部位，就无药可医了。从某种意义上说，外有病属表，病情较轻浅；而内有病属里，病情较深重。从病情发展的势态上看，外邪由表及里，是病情渐重的表现，病邪由里出表，是病情渐渐减轻的表现。故而，中医有"病邪入里一层，病深一层，出表一层，病轻一层"的说法。所以，及时发现疾病，及时进行有效治疗，是防止病变由表及里最好的办法。

在中医里，膏肓除了代表人体内里的部位，还有一个叫"膏肓"的穴位。

膏肓穴是位于人体后背第四、五胸椎旁开四横指处的一对穴位，它的重要意义在于，它是治疗各种虚劳和慢性病的主要穴位。当久病不愈或者身体衰弱时，以此穴施灸，可以起到扶阳固卫、济阴安营、调和全身气血的作用，从而使身体恢复强壮。

著名的《千金方》中说："膏肓能主治虚羸瘦损、五劳七伤及梦失精、上气咳逆、痰火发狂、健忘、胎前产后等，百病无所不疗。"说明膏肓穴有重要的治疗和保健作用。

现代，膏肓穴主要用于治疗慢性支气管炎、慢性咳嗽和哮喘等病症。它配合肩井穴可以治疗一些肩背慢性疼痛；配合百劳穴，对恢复病后体衰有较好的效果。

即使没病，常灸膏肓穴，也可以起到强身健体、预防保健的作用。

由成语病入膏肓，引出一些中医学基本知识，特别是对膏肓穴的认识和应用，会有助于我们防病治病，强身健体。

蕴含的哲学思想

度是质和量的统一，是事物保持其质的量的界限、幅度和范围，是质和量互相结合和相互规定的统一。度的两端是关节点，它是一定的质所能容纳的量的活动范围的最高界限和最低界限。度是关节点范围内的幅度，在这个范围内，事物的质保持不变；突破关节点，事物的质就要发生变化。而量变与质变相互区别的根本标志就在于：事物的变化是否超出了度。

病入膏肓，讲的就是一个"度"的问题。病轻浅的时候，不听劝告加以阻止，等病情自由发展，超出了一个度，就会变得严重，那时候，再好的医生也无回天之力了。

41. 汗流浃背

事物的度

出处及概要

成语"汗流浃背"出自《史记·陈丞相世家》:"勃又谢不知,汗出沾背,愧不能对。"成语里的"浃",是湿透的意思。形容汗出很多,湿透衣背。

典故讲述的是汉文帝想了解国情,便问右丞相周勃,每年审理案子多少,每年国库收支多少,周勃竟然一问三不知,低着头,又羞又愧,急出一身大汗的故事。

成语寓于中医

正常出汗是生理现象,天气过于炎热,或因着急或重体力劳动,出一身大汗,也在情理之中,不足为奇。而生活中,我们经常看到一些人,无缘无故就出汗,而且达到汗流浃背的程度,这就要查找原因了。

现代医学里，有很多疾病可以引起大汗淋漓。比如结核等传染病活动期、久病之后、交感神经功能异常、甲亢等内分泌疾病、风湿热、更年期等，都可以出现多汗、大汗的现象。

而中医把汗出异常分为自汗、战汗、盗汗、绝汗、闭汗等几种类型。前四种属于汗多的情况，后一种属于无汗的情况。

人在清醒时无缘无故出汗较多，称为自汗；高烧全身战栗后出汗，称为战汗；睡着以后出汗较多，称为盗汗；绝汗是病情极危重时的一种大汗淋漓，又称脱汗，是人之将死的表现，"绝汗乃出，出则死矣"；怎么活动也不出汗，称为闭汗。

清醒时经常汗流浃背，我们把它归于自汗的范围。虽然感觉是无缘无故出汗，事实上，自汗的原因很多，气虚、血虚、阳虚、痰湿，都可以是自汗的原因，但以气血不足居多。

自汗原因不同，伴随表现也有所不同。阳虚自汗的人，一般怕冷；痰湿自汗，身重困倦，阴天更甚；伤风自汗，可伴有感冒症状；心虚自汗，可有怔忡恍惚的表现；肝热自汗，会有失眠和口苦；肾虚自汗，可以伴有阵阵潮热；肺虚自汗，多伴有咳喘；脾虚自汗，可同时有疲倦少食等表现。如果配合脉诊和舌诊，也会各有特点，这些伴随表现都可以帮助我们进行自我判断。

如果轻度自汗，或偶尔自汗，倒不必忧心忡忡，注意锻炼和饮食调节，增强体质就可以了。中医讲"汗为心之液"，"血汗同源"，如果长期自汗，流汗较多，则可以伤阴，最终导致气阴两虚、阴阳两虚，造成恶性循环，加重身体不适。

长期自汗的人，要从几个方面加以注意：一是规律健身，提高机体免疫力；二是合理调配饮食，吃些红参、当归、黄芪、大枣等调补气血的膳食；三是保证不过劳，保证充足的睡眠；四是时常按揉合谷及足三里这两个穴位，合谷穴对止手汗效果明显，足三里有调节机体免疫力、增强抗病能力、调理脾胃、补中益气、通经活络、疏风化湿、扶正祛邪的作用；五是必要时找中医师针对性地进行中药调理，中医对自汗有很好的辨证治疗效果。

蕴含的哲学思想

凡事都有度，认识事物"度"的意义，不仅在于把握事物的度的方法论意义，更在于它要求人的认识和行动要与事物的度相适应，与事物的客观进程相适应。因为只有准确把握事物的度，才能正确认识事物。同时要根据实践需要，决定是否使事物的量变超出"度"的界限。

人的生理功能决定了人必须出汗，它是人体排出毒素、调节体温和体液平衡等生理功能的需要。但是，不管是什么原因，抑或是某种原因的结果，如果汗出过度，超过了人体能够承受的范围，就会出现从量变到质变，使人体受到损害。汗流浃背就是一种过度的出汗，需要找出原因并加以制止。

42.痰迷心窍
量变到质变

出处及概要

　　成语"痰迷心窍"出自清·李宝嘉《官场现形记》第一回："低头一想：'明白了，一定是今天赵家孩子中了举，东家见了眼馋，又勾起那痰迷心窍老毛病来了。'"痰迷心窍与财迷心窍、鬼迷心窍等有几近相同的意思，形容因一心贪图某种事物而失去理智。其实，痰迷心窍不仅是词语，还是中医的一种病证。

　　《官场现形记》第一回"望成名学究驯顽儿　讲制艺乡绅勖后进"，就有痰迷心窍的描述。说陕西同州府朝邑县一个村庄里住着姓赵和姓方的两族人。赵家的赵温考取了举人，方家的方必开羡慕之极，归家在书房里渡来流去，独自口中念念有词"喜报贵府少老爷""报喜人卜连元"，大家不得其解，唯有家里请的教书先生王仁明白，说："一定是今天赵家孩子中了举，东家见了眼馋，又勾起了那痰迷心窍的老毛病了。"此时，方必开已经说不出话，跪在地上不住地给王仁磕头，指指自己心口，指指旁边的儿子老三。王仁明白，便训导老三说你爸这样都是为你，你要好好学习，也中个举人回来。谁知老三那孩子不知中举的好处，语言冲撞，急得方必开满肚子的痰涌上来，要吐吐不出，要说说不出，两眼直勾勾盯着先生王仁，两手乱抓，嘴唇边吐出些白沫来……

成语寓于中医

故事里的方必开独自念念有词，以及后来的表现都是痰迷心窍的症状。更甚者会昏倒于地，不省人事。

这里的痰，不仅指来自呼吸道、经口吐出的痰，还泛指由于脏腑功能失调产生的病理性代谢产物。中医理论讲，肺脾肾功能受损，会使水津停滞聚集，其聚而质稀者为"饮"，聚而质稠者为"痰"。可怕的是，这些"痰"会随气而行，与风、寒、热、火、瘀等狼狈为奸，引起疾病，比如痰湿、风痰等。这里的"心窍"又是什么呢？中医认为，心窍有形神之分，形窍为舌，又称心苗；神窍即心神之窍，因为"心藏神"。痰迷心窍中的心窍，应为心神之窍。心窍通利则神志清爽，心窍闭阻则神昏癫狂。

作为病证，痰迷心窍是由于痰阻心神引起的意识障碍，可以有神志模糊、神志抑郁、举止失常、喃喃自语、不省人事、卒然昏迷、手足抽搐、喉中痰鸣等表现，属于需要抢救的急危重症。部分癫痫发作、冠心病、脑血管意外当属于痰迷心窍的范畴。

如何预防痰迷心窍？首先要保持心情愉快，避免情志内伤。《类经》里讲："心为脏腑之主，而总统魂魄，并该意志，故忧动于心则肺应，思动于心则脾应，怒动于心则肝应，恐动于心则肾应。"意思是各种不良情绪都可以扰心伤五脏，保持良好的心情，可以避免肺脾肝肾受损，不使体内产生蒙蔽心窍的"痰"。其次，饮食有节，起居有常。"痰"的产生除先天禀赋外，更多与后天的饮食和起居有关。不良饮食和起居习惯，如过咸甜，过油腻，过饥饱，过凉热，过度赖床，昼伏夜起，娱乐无度，都可以损害脏腑功能，致痰产生。第三，积极治疗，防治慢性病复发。高血压、冠心病、糖尿病、癫痫等慢性病患者，要注意积极治疗，避免复发和加重，这也是防治痰迷心窍的重要环节。第四，量力而行，适当运动。运动可以升发

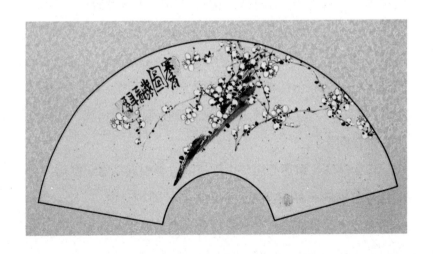

阳气，畅通血脉，促进体内津液代谢，使"痰"易于清利。

蕴含的哲学思想

唯物辩证法告诉我们，任何事物的发展变化都有一个从量变到质变的过程，质变是量变的结果，但量变不因质变而停止。并不是量变就能引起质变，而是量变发展到一定的程度时，事物内部的主要矛盾运动形式发生了改变，进而才能引发质变。所以，量变和质变的区分标志就是：是否超出度。

一个人如果特别贪恋财富，达到或超过一定的程度，就会失去理智，这是财迷心窍；一个人如果特别迷信鬼神，达到或超过一定程度，就会做出一些怪异的行为，这是鬼迷心窍。如果人体的肺脾肾功能受损，会使水津停滞聚集，量少而质稀者为"饮"，如果得不到纠正，继续发展，量多而浓稠者则聚而成"痰"。如果还得不到纠正，再发展下去，较多的痰随气而行，兴风作乱，堵塞心窍，出现症状，就可称为痰迷心窍。所以，为了不使体内生"痰"，我们需要对"痰"有正确的认识，并避免因痰而导致的身体损害。

43. 口干舌燥

现象和本质

出处及概要

"口干舌燥"出自三国·魏·曹植《善哉行》:"来日大难,口燥唇干;今日相乐,皆当喜欢。"此成语用来形容说话太多,非常干渴。

曹植是曹操与武宣卞皇后所生第三子,也是三国时期曹魏著名的文学家,建安文学的代表人物。后人因其文学上的造诣而将他与曹操、曹丕合称为"三曹"。他所作的《善哉行》是一首四言体古诗词,是宴会时主客酬唱的祝酒诗。"善哉"者,盖叹美之辞也。感叹世事无常,劝人及时行乐。

成语寓于中医

此成语不止是用来形容说话太多,以致于口舌干燥的。现实生活中,没有过口干舌燥体验的人,几乎找不到。为什么会口干舌燥？

　　大多数情况下的口干舌燥，是生理性的。由于体内缺水使口舌干燥，比如天气太热，出汗太多，长时间没有喝水等。这种情况的口舌干燥，通过喝水或补液，可以在短时间内得到缓解。

　　但是，一直或经常都有口干舌燥的感觉，通过喝水和补液得不到缓解，就要考虑病理性的情况了。病理性的口干舌燥主要有以下几方面原因：

　　一些慢性病患者可能出现口干舌燥的症状，比如糖尿病、肺结核、干燥综合征、严重贫血、呕吐腹泻脱水、口腔黏膜病变、恶性肿瘤化疗或局部放疗、呼吸不畅导致的张口呼吸等，都可以引起口干舌燥。

　　中医认为，口舌干燥的原因可以涉及五脏六腑，湿、热、痰、瘀、外感、内伤均可致口干舌燥。

　　最常见的原因是阴虚内热。任何原因耗损体内阴津，致阳偏亢，产生内热，都可以出现口干舌燥。这类人尽管口干，但并不愿意多饮水，一般还伴有盗汗，两颧发红，特别是午后发红，舌色干红，脉细数等，比如结核病和一些恶性肿瘤患者。

　　一些外感风热患者，因为风热入体，损伤津液，也会出现口干舌燥的表现。这类人口干，喝大量的水还是不解焦渴，同时可以出现发热、怕风的症状。

　　还有一类人的口舌干燥由湿热所致，表现为口干，但喝水不多，感觉全身困重，舌苔黄而腻，脉滑数，一些人有肝区胀痛不适、下体湿疹等症状，具有典型湿热的表现。

还有一些口干舌燥是由胃火炽盛所致，因为胃火盛，特别渴望喝大量的冷饮，口干同时伴有烦燥易怒，大便干燥，小便黄赤，面色发红，舌红，脉实有力。

与之相反，有一类口干舌燥是由于痰饮内停引起的，尽管口渴，却不想喝水，即使喝水，也喜热怕凉。舌象表现为舌胖苔淡，脉弦而无力。

因瘀血内停所致的口舌干燥，有一个重要的特点，那就是口干却不愿意真正把水喝下去，宁愿以水润舌后吐掉，同时，舌色暗紫有瘀斑，伴脉涩。

明白了口干舌燥的诸多原因，我们就可以积极预防。比如，不过多讲话，不过多吐口水，治疗引起呼吸不畅的各种毛病，避免张口呼吸，避免过于操劳和房事过度引起的肾阴亏损，避免情志不舒造成的肝阳上亢，避免外感，避免因过度摄入燥热食物引起的胃火偏盛，都是积极的预防错施。

对于已经有不明原因而致口干舌燥的人，一定要请医生帮助查找病因，早日辨证施治。

日常生活中，巧用一些食药两用之品对口舌干燥有辅助治疗作用。比如常喝淡蜂蜜水，喝枸杞水或莲子心水，多吃米粥、豆浆、萝卜、莲藕、荸荠、梨等养阴清燥的食物，也有助于滋润口舌。

蕴含的哲学思想

任何事物都有现象和本质。本质是一事物区别于他事物的内在根据，是组成事物的各个基本要素的内在联系，它是事物的根本性质，反映了事物的内在联系。而现象是事物的表面特征以及这些特征的外部联系。唯物辩证法认为，本质和现象是辩证统一的。现象和本质相互依存，本质只能通过现象表现出来，而人们认识现象的过程，也是提示事物本质的过程。

口干舌燥是一种现象，是人体的客观感受，但是它只是事物的表象。其背后有深层次的原因，那就是各种原因引起的体内津液不足，这些原因才是口干舌燥的本质。只有认识到了现象发生的本质，我们对症下药，标本兼治，才有可能解决问题。

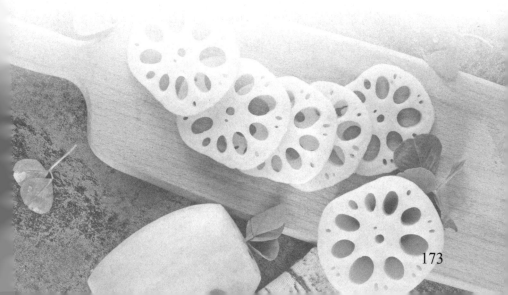

44. 弱不禁风

原因和结果

出处及概要

成语"弱不禁风"出自唐·杜甫《江雨有怀郑典设诗》："乱波纷披已打岸，弱云狼藉不禁风。"用来形容人身体娇弱，连风吹都经受不起，多用来形容女子身体孱弱。有一个歇后语，引子是弱不禁风，后衬便是：林黛玉的身子。

杜甫在中国古典诗歌中的影响非常深远，被后人称为"诗圣"，他的诗被称为"诗史"。他创作的《江雨有怀郑典设诗》是一首七言律诗，全诗生动活泼，脍炙人口。

成语寓于中医

一个身体棒棒的人是经得起风吹雨打，不容易因"风"而病的。可就有那么一些人，平时怕风怕冷，风一吹就感冒发烧，那为什么有人会弱不禁风呢？

　　中医认为，一切外邪总是乘虚而入的。被称为"六淫之首""百病之源"的风邪也不例外。《黄帝内经》里说："正气存内，邪不可干，邪之所凑，其气必虚。"意思是身体里正气充足的人，外邪是不容易侵入的，如果易于被外邪侵犯，那肯定是正气虚弱的。这也是有人弱不禁风的原因所在。

　　怎么判断自己是不是气虚？掌握气虚证的几个特点就不难。

　　经常感觉疲乏是气虚证的主要特征之一。其实并没有过劳，但就是每天感觉疲惫，站着想坐着，坐着想睡着，精神常处于不能振奋和集中的状态。这是由于正气虚弱致使人体动力不足而引起的。

　　经常感觉头晕是气虚证的第二个特征。严重的还会出现记忆力下降，甚至晕厥。这是由于身体正气不足，不能推动血液上行滋养大脑，使脑组织供血不足，脑细胞营养不良和代谢缓慢造成的。

　　时常感觉气短是气虚证的第三个特征。提不起气，说话也是有气无力的，即使慢走或走平路也觉得气不够用，常常要坐下来歇歇气才行。这主要是由于肺气虚弱，使其司呼吸的功能减弱，不能有效地吐故纳新。

　　唇色苍白、面色萎黄是气虚证的第四个特征。气虚的人，一般面色都显苍黄、枯干，面部皮肤少见润泽，这些是脾气虚的典型表现。气虚证还有一个很特别的表现，在女性身上格外明显，那就是性格内向、胆小。

　　气虚的人，各脏腑都相应而虚，才会出现抵抗力下降，易被各种外邪侵袭，导致疾病。所以，调理气虚体质非常重要。一般来说，生活中我们可以通过精神、饮食、运动和起居来调理，这有一定的效果，对一些比较顽固的气虚证，还需要通过中药调理。有一款叫"玉屏风散"的经典方剂，只有黄芪、白术、防风三味简单的中药组成，但其功效却不简单，是补脾肺之气的最佳组合，可以固表止汗，健脾益气，解表祛风，从而达到标本兼治，提升体内正气，增强抗病能力的作用。

　　据记载，玉屏风散已经有七百多年的历史了，使用比较安全，医院里也有玉屏风散的成药，如果你是个弱不经风兼有上

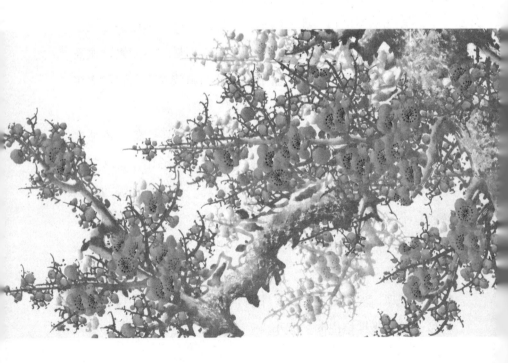

述症状的人，不妨一试。

蕴含的哲学思想

在原因和结果的辩证关系中，除了相互对立、相互依赖、相互转化，还一个重要的关系，那就是相互作用，即"互为因果"。互为因果的意思是在原因和结果的关系里，不仅原因引起结果，还会反过来作用于自己的原因，引起原因的进一步变化。

"体弱"作为一个原因，造成了"不禁风"的结果。这里的"风"指各种致病的外邪。而"不禁风"（外邪入侵）又反作用于自己的原因，使"体弱"更甚。如果不加以干预，这种原因和结果之间"互为因果"的关系反复循环，就会使人体之"弱"从量变到质变，恶化到病入膏肓、无可救药的程度。这也提示我们要有"治未病"的思想，未病先防，已病防变，瘥后防复。

45. 神不守舍

形与神的关系

成语"神不守舍"出自清·纪昀《阅微草堂笔记》："疲乏之极，神不守舍。"指神魂离开了身体，比喻丧魂失魄，心神不安定。

《阅微草堂笔记》是笔记体文言短篇志怪小说。主要写清朝时代前后流传的狐鬼神仙、因果报应、劝善惩恶等乡野怪谭，以及作者亲身所听闻的奇情轶事。奇情轶事发生的地域涵盖范围很大，遍及全国。

《阅微草堂笔记》里最常出现的是鬼神。什么是神？在中国古代哲学的概念里，"神"是调控宇宙万物发生发展变化的一种力量。中医学里的"神"，有广义和狭义之分。广义之神，指人体生命活动的外在表现，是生命活动的高度概括。外在形象、面色、眼神、言语、反应等，都可以是人之神的体现。而成语"神不守舍"里的神，专指精神、意识和思维活动。

成语寓于中医

神之舍在哪里？现代医学认为，人的精神、意识和思维活动，与大脑功能相关，是大脑对外界事物的反映。而中医学里，人的精神、意识和思维活动是脏腑功能的反映，所谓"心藏神、肺藏魄、肝藏魂、脾藏意、肾藏志"就是这个意思，但人体之神主要还是与心相关。

中医讲"心藏神"，"心为神之舍"，都告诉我们，神之舍在心，心是神的发源地，是神安居乐业的地方。为什么心有如此功能？这与心主血脉的生理功能密切相关。血液是神志活动的物质基础，心的气血丰盈，心神得到足够的滋养，神志活动

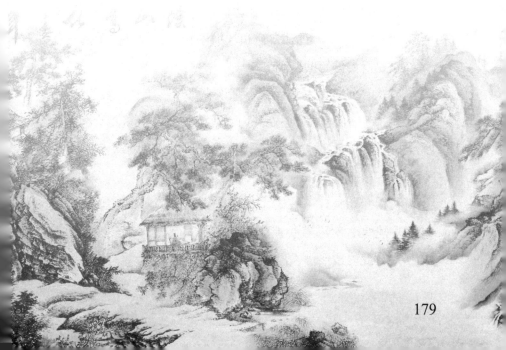

才能正常，表现为精神好、思路清、反应快、适应性强。若心有病，则会导致"神"的异常，轻者失眠多梦健忘，心神不宁，精神恍惚，愁悲忧喜，喜怒无常，重者烦燥不安，谵语，神志昏乱，哭笑无常，行为异常，或癫或狂等。换句话说，就是本该与心合而为一的"神"，弃家出游，游而不归。得不到心血滋养的"神"，必然失常而作乱。

中医里的一些情志病，如郁病、癫病、狂病、失眠等，都与心神失养有关，是神不守舍的外在表现。一旦患上这样的神志病，不但自己痛苦，家人也无限烦恼，严重影响工作、生活、学习和感情。所以，使心神合一，神有归宿，对身心健康是非常重要的事。如何做到"心神合一"呢？

首先学会心平气和。佛说："神静而心和，心和而形全；神躁则心荡，心荡则形伤。"要淡泊名利，顺其自然，不为名利金钱地位而困扰；要乐观豁达，心胸开阔，笑口常开；要有善心爱心和信心，面对失意和坎坷不灰心，保持向上的正能量。这是身心健康的基础。

其次，要多读书多爱好。都说书是精神粮食，换句话说，书是用来滋养精神的。书读多了，见识广了，人就不会死钻牛角尖，就懂得放下了。多点爱好，琴棋书画，歌舞垂钓，可以转移和疏散不良情绪，不使积怨而暴病。

再次，要睡好子午觉。中午 11 ～ 13 点为午时，此时倒头小睡一会儿，对滋养心神非常有好处；夜晚 11 点到凌晨 1 点为子时，此时或能进入深睡眠，对"神"归心舍大有裨益，所以要求晚上 11 点前要入睡。睡好子午觉，会觉得一整天都精神饱满。

最后，要滋五脏养心血。可以采取运动、饮食、按摩、艾灸等多种方式滋养五脏，具体以个人习惯和爱好来选择。关于养心，一些饮食可以尝试。心火旺，可以吃苦瓜、绿茶、苦菜等苦味饮食；心血亏虚，可以用龙眼和糯米煮粥吃；心气虚失眠，可以用酸枣仁和百合泡茶或炖羊肉滋补。

蕴含的哲学思想

对人来说，形和神是一对矛盾关系，形是外在表现，神是内在本质。神需要依附于形而存在，没有形，神就无所归依。而形要受神的控制，没有神，形将不形。所以，形与神之间是相互依存、相互制约等多种辩证关系。

任何情况导致人的形神分离，就会出现"神散""形滞"的种种表现，如精神异常、行为失度、情志改变等。所以，要使形神相守，必须要同时养护好我们的肉体和精神。

46. 量体裁衣

矛盾的特殊性

出处及概要

成语"量体裁衣"出自《墨子·鲁问》:"子观越王之志何若? 意越王将听吾言,用我道,则翟将往,量腹面食,度身而衣,自比于群臣,奚能以封为哉?"成语本义是按照身材尺寸裁剪衣服,比喻做事从实际情况出发。这是渗透着大智大慧的一个成语,用在养生保健上,也特别适用。

典故说的是越王让公尚过请墨子到越国去指教,墨子对公尚过说,你观察越王的心志怎么样? 假如越王听我的言论,采纳我的建议,那么我将前往,量腹而受,量体而衣,尽自己的能力,为越国进谏。如果越王不听我的,我去了也没用,反倒置自己于不义。

成语寓于中医

养生是我们现代人很热衷的一件事情。但是，不知何时，在养生上形成了一个误区，那就是人云亦云，照抄照搬，从来不针对自己的身体情形，进行个性化的养生。比如：听人家说吃三七粉好，可以活血化瘀，可以防止血栓，就盲目跟风，也去弄来吃，却不知道，自己是个阴虚内热的体质，不宜长期服用三七粉。再比如：听别人说每天爬山，可以强壮身体，增强体质，却忽略了自己是个半月板慢性损伤的人，不宜爬山运动。在饮食上也是如此，听说哪种饮食好，就长期吃，而不考虑是不是适合自己，最后吃得身体平衡失调，越吃病越多。还有一些人去吃自助餐的时候，总认为不多吃点就亏了，却不顾自己平日的食量和有无胃肠疾患，吃得肚子圆滚滚的，躺在床上都无法入睡。这些例子，都是不懂量体裁衣的道理而适得其反的例子，需要特别注意。

其实，除了个性化的养生，中医也讲究疾病的个性化治疗，它没有现代医学那样对同一种疾病有统一的诊疗指南，而是注重疾病的个体差异。所以，中医同一种症状会有不同的证型，医生也需要辨证以后，对症下药，即"辨证施治"。若举一个典型的例子，那就是大家都熟悉的东汉名医华佗治头痛发热的案例。一次，有两个都是头痛发热的病人同时找华佗医治。华佗认真地进行了"四诊"以后，给其中一人开了泻药，给另一人开了解表发散药。两人不解地问，我们都是头痛发热，症状相同，为什么给我们开了不同的方子？是不是开错了？华佗解释说，你们俩的发热头痛，一个是因为饮食过多引起的，病在内，当服泻药，积食泻去了，病自然就好了。另一个是外感风寒引起的发热头痛，病在外，当吃解表发散之药，让风寒随汗散去，病就会好了。你们两人虽是同样的症状，但病因不同，证型不同，所以我才会给你们开了不同的药方。他们服过华佗的药后，头痛发热很快就好了。

中医几乎每一种疾病都可以有至少两个以上的证型。比如黄疸，至少可以分为寒湿内阻、胆道阻滞、瘀血停滞、热毒炽盛、湿热内蕴五种类型。其治法也会根据证型的不同，而使用不同的方药。

蕴含的哲学思想

对矛盾的特殊性，要从横向和纵向两个方面去理解。横向理解是指，具体事物的矛盾及每一个矛盾的各个方面都有其特点；纵向理解是指，各个具体事物的矛盾及每一个矛盾的各方面在发展的不同阶段也各有特点。不论横向或者纵向理解，矛盾的特殊性就是指矛盾具有的不同质性。对不同质的矛盾，只有用不同质的方法才能解决，如果不加以分析，一味按矛盾的同质性去处理，就不会达到目标。

同样是制衣，因为穿衣的人——男女老少、肥瘦高矮各有不同，所以具有普遍性的衣服，也具有了特殊性，即不同质性。只有量体裁衣，才能解决制衣的特殊性问题，以达到满意的效果。

　　养生有共性的方法，即针对所有人都普遍适用的方法，如"饮食有节，起居有常，劳逸有度"，也有针对个体特殊的方法，如对不同体质采取有所偏重的养生方法。治病也有普遍性和特殊性的区别，辨证施治就是针对同一疾病不同的证型，采取不同的治法，以达到最佳的疗效。所以，辨证施治是中医的灵魂所在。

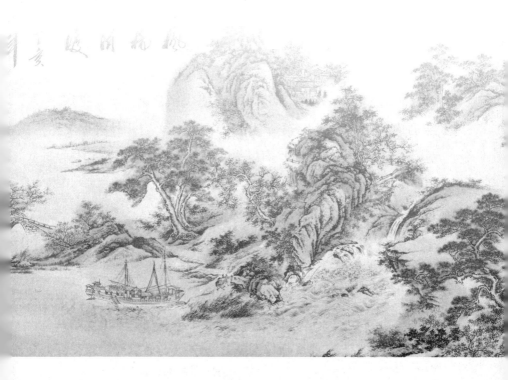

47. 麻木不仁

意识能动作用的辩证

出处及概要

"麻木不仁"本是中医病证名，出自明·薛己《医案·总论》："一日皮死麻木不仁，二日肉死针刺不痛。"后来演绎为汉语成语，比喻对外界事物反应迟钝或漠不关心。

薛己（1487—1559），字新甫，明代医学家，曾为御医，兼通内、外、妇、儿各科，以外科见长。著有《外科枢要》《内科摘要》等书，他的医案以临床验证来叙述理法方药依据。

成语寓于中医

临床工作中会发现，麻木不仁的情况是很常见的。肢体或皮肤"麻"和"木"是患者最常诉说的症状，"不仁"则是因为麻木导致的感觉减退。除了麻和木，一些患者还可能有"走路像踩棉花""脚底板像变厚了一样""总感觉有蚂蚁在皮肤上爬"等诉说。麻木可以发生在很多部位，如四肢、手指、脚趾、上半身、下半身、左半身、右半身、后背、舌头、嘴唇……症状轻的可能就是感觉肢体或皮肤麻木，重者可能被"麻哭""麻醒"。一些因麻木而感觉重度减退的患者，还会被意外烫伤。

为什么会出现麻木不仁？现代医学认为是神经系统出了问题，要么是中枢神经，要么是周围神经，因为神经缺血缺氧、神经受压、神经炎症等原因，导致深浅感觉的障碍或感觉异常。比如周围神经炎可以出现四肢末端手套袜子样的感觉障碍，颈椎间盘病变导致脊神经根受压，而出现单侧或双侧上肢的麻木感，一侧脑梗死或出血损伤大脑神经导致的偏瘫和偏身感觉障碍。

中医学中，麻木不仁属"痹证"范畴。什么是"痹证"？"痹"是麻木、活动不灵、僵硬的意思。故名思义，凡外邪（主要指风寒湿）入侵，引起肢体僵硬、麻木的病，就叫"痹证"。就肢体麻木不仁而言，病因重在湿邪侵犯机体，故称湿痹，又名"着痹"。"着"就是黏着、重着的意思。所以，"着痹"的特点是病变部位比较固定，疼痛不特别明显，主要以麻木为主，病程缠绵不易速愈，阴雨天加重。

知道"着痹"的病因和特点后，我们就应该知道怎么预防和治疗麻木不仁。

在预防上，因为麻木不仁是由于风寒湿三邪所致，在日常生活中，要防止风寒湿邪侵入机体，特别是湿邪。比如：经常进行体育锻炼，增强抵御风寒湿邪侵袭的能力；适时加衣保暖防风寒入体，居室通风防潮湿，不穿湿衣湿鞋，不坐常暴露于阴雨下的湿凳；做到饮食有节，不伤脾胃；做到起居有常和劳逸结合，保持体内正气充足等。另外，在饮食的调节上，特别注重梅雨季节和夏季冬季的防护，梅雨季节和夏季易生潮湿，在饮食上多食用健脾利湿的食物，比如山药、糯米、薏苡仁、扁豆、绿豆等；冬季天寒地冻，多吃些温热滋补的饮食，有利于防寒，比如羊肉、桂圆肉、八宝饭等。

除此之外，坚持穴位按摩也可以起到除湿排风寒的作用。阳池穴是三焦经上的主要穴位。阳池，它就像一个充满阳光能

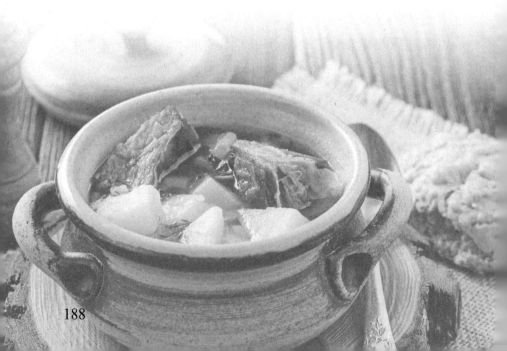

188

量的池子，常按摩这个穴位，可以使身体上下变得温热，可以抵御风寒湿邪。选择位于手腕背横纹上的阳池穴（正对着中指、无名指的指缝，基本上是腕背正中间的地方），先以一只手的中指轻柔按压另一手的阳池穴，再换过来用另一只手的中指按压这只手上的阳池穴，各反复柔按 20 ～ 30 次即可。如果嫌麻烦，也可以用两只手背腕部互搓，以达到按摩作用。如果愿意的话，再加上按摩涌泉穴更好，涌泉穴在足前部凹陷处第二、三跖趾缝纹头端与足跟连线的前三分之一处，它是肾经的首穴。

蕴含的哲学思想

意识是具有能动作用的。但是，意识的能动作用不一定都是积极的，有可能是消积的。意识的能动作用需要辩证地看待。对同样一件事物，有的人会积极去处理，有的人会消积地等待，或者表现得事不关己。造成这些不同的原因，一方面，人们的意识是有差别的，有正确的，有不正确的，即使都是正确的，也不一定都是一样的；另一方面，人所处的环境不同，或是世界观不同、立场不同、知识构成不同、方法不同，都会影响人们正确意识的形成。而正确的意识在人们改造自然界中起着积极作用，错误的意识在人们改造自然界中起着消极作用。

麻木不仁，就是在错误的意识指导下产生的意识的消积能

动性，使人对事物不能做出正确的、及时的反应。这是人们精
神和思想意识上的麻木不仁，表现在行为的麻木不仁。就人身
体的生理机能而言，在某些外邪的作用下，人确实可以患"痹
证"而出现麻木等症状。

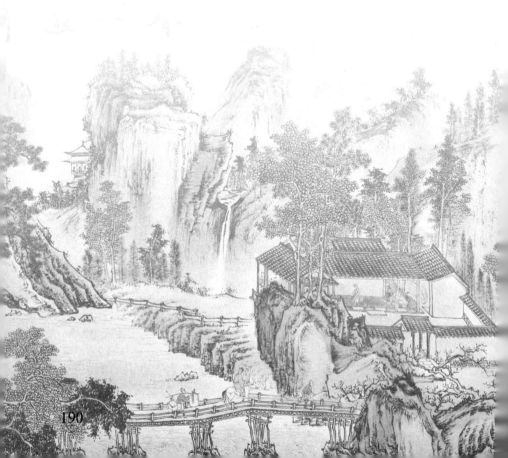

第四章 药物篇

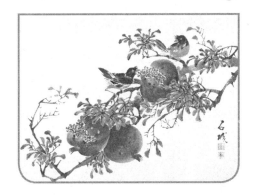

48. 如法炮制

认识论和方法论

成语"如法炮制"出自清·李汝珍《镜花缘》第九十八回:"即如法炮制,果然把阵破了。"也源于古老的中药加工专用名词"炮制"。此成语常常被用在生活和工作中,表示按照现成的方法去做事。

《镜花缘》是一部构思奇异的长篇小说。小说后半部分构撰了武则天称帝后,唯恐城池不固,便在长城外另起东西南北四处高关,命武四思镇守北面的"酉水关",武五思镇守西面的"巴刀关",武六思镇守东面的"才贝关",武七思镇守南面的"无火关"。小说在第九十六回到一百回以细致的笔触,描写了唐朝以文芸为首的二十万大军历破四关的过程。其中第九十八回,就是讲文芸为破"无火关",派人捉武七思的兵丁,再三拷问出破阵秘笈,并如法炮制,最终破阵的情形。

成语寓于中医

"如法炮制"除了表示按照现成的方法去做事，还略带有按部就班、无所创新的贬义。但是，真正了解中药严格的炮制工艺后，方知道这个成语里包含着中华民族伟大智慧，是生活的艺术，哲学的艺术。

早在春秋战国时期就有了中药炮制技术，世世代代传承至今，中药炮制技术已经非常成熟。中药为什么要炮制？因为原生中药材需按用药要求进行清洁整理，部分药性不适合治疗某些病症，需要转换药性，或者生药有毒，需要进行减毒处理等。中药炮制是有严格规范的要求，包括炮制用的材料、工艺、流程等，必须严格遵守，否则药性就会大打折扣。千万别小看"如法炮制"，它对保证药品质量是非常重要的。

中药炮制方法很多，有炙、煨、焙、煅、煮、淬、炒等方法。其中炙法可分酒炙、蜜炙、醋炙、盐炙、姜炙、油炙等。每一种炮制方法都是中医药经验的总结，如果有机会亲眼看到传统中药炮制，定会惊叹其神奇。

中药炮制通过制其形、制其性、制其味、制其质，可以改变药物的四气五味、升降沉浮和归经，以适应不同证型疾病的治疗。我们日常到医院或者药店购置的中药，一般都是经过炮制的中药饮片。很多人并不了解中药炮制的神奇。下面举几个例子。

生地黄通过酒灸之后就变成熟地黄，药性也由清热凉血变成甘温补血了。所以，在药方中看到熟地黄，一般是补血用的，看到生地黄，就是祛火用的了。以酒一灸，地黄药性竟来了个一百八十度大转变。

黄连是治疗脾胃病的常用中药，本来性味苦寒，不适合脾胃虚寒的人，但通过用姜灸后，药性就变得温和了，脾胃虚寒的患者也可以放心应用了。

还有酸枣仁，大家都知道它有安神功效，但是，我们一般都用文火炒制过的酸枣仁，为什么呢？因为炒酸枣仁性偏温补，长于养心敛汗，对气血不足、胆虚不眠效果较好，而生酸枣仁性平，主要对心火上扰、虚烦惊悸者较好。

生甘遂有毒，不能内服，但通过用醋灸之后，就能解掉甘遂的毒性，变成治疗便秘和腹水的良药。半夏本身也是有毒的，用生姜榨汁，兑水，然后把药材倒入姜汁进行炮制，变成姜半夏，就可降低其毒性，变成常用的止呕良药了。许多生用有毒的中药，都是通过规范的炮制，使之减毒或无毒，起到治病作用。

更为有趣的是，一些中药经过炮制后，改变了中药的治疗方向。比如，大黄本来是攻下通便，治下焦疾病的中药，借酒的发散作用，通过酒灸后，药物就变成治上焦疾病的药了，目赤上火用酒灸大黄效果非常了得。再如，肉豆蔻油脂量多，生用会引起腹泻，加滑石粉炒之后，降低了油脂量，肉豆蔻便具有了止泻的作用。

　　还有一些药材，是应疾病治疗的需求，给予不同的火候，以达到疗效的，比如谷芽、炒麦芽等健脾类的中药，就需要炒黄，中医说"逢香入脾"，把药材炒香可以健脾；如山楂、神曲等健胃消食类的药材，需要炒焦成焦山楂、焦神曲；如栀子、地榆、艾叶等用于止血时，就需要炒糊成炭才能达到效果。地榆炭治便血，栀子炭治鼻腔出血，艾叶炭治疗月经过多。

　　说到这里，通过对中药炮制的了解，成语"如法炮制"会让我们明白，有时候，不折不扣执行规范和流程，对保证品质是多么重要。

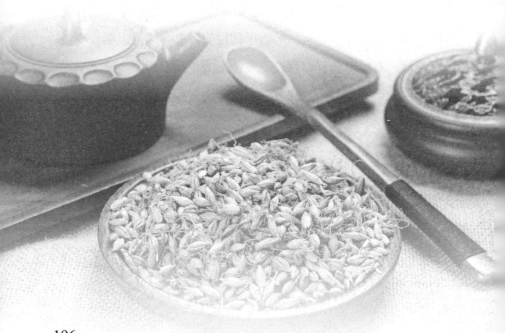

蕴含的哲学思想

实践是认识的基础，认识又反过来指导实践，这是实践和认识的辨证关系。而坚持理论和实践相结合的原则，是方法论的要求。

中药的炮制方法是中医先贤在长期实践过程中摸索出来的经验积累，并形成了系统的、高度统一的理论认识和规范流程。中药材的如法炮制，是保证中药质量和药性的重要环节。当然，随着社会科技的进步，中药的炮制加工，也会形成新的炮制规范。但不管如何，坚守规范都是必须的。

49. 安内攘外

内因和外因

出处及概要

成语"安内攘外"出自东汉张仲景的《伤寒论·太阳病上》:"甘草甘平,有安内攘外之能。"后多用在治国理政上,指安定内部,排除外患。

《伤寒论》是中医经典著作,它是一部阐述外感病治疗规律的专著。它确立了六经辨证体系,并对中医方剂学做出了重大贡献。其载有 113 个方剂,用药 82 种,系统地提出了完整的组方原则。书中记载的方剂,大多疗效可靠,切合临床实际,一千多年来经历各代医家的反复应用,屡试有效。所以,人们也把张仲景誉为"众方之祖"。

成语寓于中医

成语引入中医,可以有两个层次的意思。

一层说中医治法。其实，安内攘外也是中医治法理论的精华。在治疗疾病时，一个高明的医生，首先要懂得在祛除外邪之前或之中，一定要调理身体的内环境。只有正气内存，祛除邪气才能事半功倍。"精神内守，病安从来"也有这个意思。

另一层说甘草。张仲景之所以说甘草有"安内攘外"之能，源于甘草甘平的品质。甘草是方剂里最常用的药物之一，有补脾益气、清热解毒、祛痰止咳、缓急止痛的功能。它还能调和诸药，所以，它也有中药"和事佬"和"国老"的美誉，在中药里的地位相当高。

尽管甘草有这么多功效，但如果长时间过分使用甘草，也会有毒副作用。这就是中医里的平衡观。所以，不要因为甘草品性温和，就可以随便使用。

现代医学对甘草的研究发现，甘草中含有糖皮质激素样物质。这种物质有调节免疫、增强抵抗力的功效，但长期大量使用，可以损伤脾胃功能致胃肠疾病，兴奋神经系统致精神焦燥失眠，水钠潴留致向心性肥胖，升高血压血糖致药物性高血压、糖尿病，也可以扰乱体内激素平衡，产生药物依赖等。

因此，有安内攘外之功的甘草，也要在医生的指导下合理应用，否则它不仅不能安内攘外，反而还有害健康。

蕴含的哲学思想

唯物辩证法认为事物的内部矛盾（即内因）是事物自身运

动的源泉和动力，是事物发展的根本原因。外部矛盾（即外因）是事物发展变化的第二位的原因。内因是变化的根据，外因是变化的条件，外因通过内因而起作用。这段话明确了内因和外因的辩证关系，即：内因是事物发展变化的根据，它规定了事物发展的基本趋势和方向；外因是事物发展变化的不可缺少的条件，有时外因甚至对事物的发展起着重大的作用；外因的作用无论多大，也必须通过内因才能起作用。

要"攘外"首先要"安内"，要有良好的内环境。内部安定、和谐、强大，才有可能平息外患。治国理政如此，养生和治病也是如此。首先要提高身体的"正气"，提高自身的抵抗力，才能在此基础上进一步去治疗。这也是中医治病的高妙所在。

50. 南橘北枳

内因和外因

出处及概要

　　成语"南橘北枳"出自《晏子春秋·内篇杂下》:"橘生淮南则为橘,生于淮北则为枳,叶徒相似,其实味不同。所以然者何? 水土异也。"

　　典故说的是春秋时期,齐国有一个叫晏婴的丞相,聪明过人,能言善辩。他奉命出访楚国,楚王想借机设计羞辱,于是设宴欢迎。宴会正兴时,突然有几名武将押着一个五花大绑的人走过宴会厅,楚王一看,故意大声问被绑的是何人,武士们齐声答是齐国人,因偷盗被绑。楚王当众对晏婴说,是不是齐国人都爱偷盗呀? 晏婴心知肚明,平静从容地回答说,我听说橘子树生长在淮河以南,结出的果实就是橘子,口味甘甜;若是生长在淮何以北,结出的果实就不是橘子,尽管它们的样子非常相像,但味道又酸又涩,变成枳子了。各位知道这是为什么吗? 原因很简单,就在于两个地方的水土不同啊! 有的人生长在齐国从来就不偷盗，可是一到了楚国就偷盗，莫非是楚国的环境水土使人善于偷盗吗？晏婴说完，宴席上一片沉默，楚王满脸通红，无言以对。

后来《喻世明言》中对"晏子使楚"这段历史故事进行了概括，出现了"南橘北枳"四个字，演变为成语，人们用它来比喻环境对人和事物的影响，形容某种事物因环境的变化而异化。

成语寓于中医

成语引入中医，牵出"道地药材"这个专用词语。什么是道地药材？道地药材，又称地道药材，是指那些经过中医临床长期应用优选出来的，在特定地域通过特定生产过程所产的药材。中医治病很讲究道地药材的使用，一些病证，非道地药材达不到治疗效果。这是大自然赋予中药材的天性，也是中药材的神奇之处。正可谓"一方水土养一方人"，非要把此处的药材移植到彼处去生长，必然影响药材的品质。

就如橘和枳，虽然都属芸香科柑橘亚属，但生长环境不同，便形成了不同的性味和药效。橘，性味苦、辛温，润肺生津，理气和胃，味美，可作水果食用；枳，性辛温，味苦酸，疏肝止痛，破气散结，消食化滞，因口感不好，只作中药应用。

再如阿胶，大家都知道山东东阿的最好，为什么？因为东

202

阿阿胶的整个制作过程是很讲究的。根据古代各种文献记载，山东东阿这儿的驴是吃狮耳山的上百种草药，喝狼溪河的水长大的。不仅此处的驴皮好，东阿阿胶的整个制作过程也是非常精致的，杀驴的时间必须选择"冬至"，中医认为，冬至这天，是一年里面阴气最重的时候，此时的驴皮滋阴养血补肾效果最好。事实上，东阿阿胶的确因为品质上乘，优于其他地方产的阿胶，成为道地药材。

贝母有很多种，四川的贝母（川贝）和浙江的贝母（浙贝）因为生长环境不同，就有了不同的药效。川贝重在润肺，对肺燥咳嗽有较好的功效；浙贝重在清肺，治痰热蕴肺之咳嗽效果较好。川贝和浙贝都属道地药材，医生在开药方时一定会根据病证选用不同产地的贝母。

再如，同样为牛膝，产于河南温县、沁阳等地的怀牛膝（淮牛膝）偏于补肝肾强筋骨，是上好品质的牛膝，不同于其他产地的牛膝。而产于四川乐山、西昌等地的川牛膝偏于活血祛瘀。产地不同，功效不同。

类似道地药材还有很多，如江苏的苍术，山西的黄芪，河南的地黄，吉林的人参，四川的黄连，云南的三七等。一个真正好的中医，非常关注药材的产地，甚至苛刻到非道地药材不用。

由南橘北枳，引申出道地药材的概念，反过来更能帮助我们对这个成语的理解。

蕴含的哲学思想

在唯物辩证法中，任何矛盾都有主次两个方面，即内因和外因。内因是事物发展的根据，是事物存在的基础，是一事物区别于他事物的内在本质，外因必须通过内因才能起作用。外因是事物发展变化的必要条件，它对事物的变化发展起着加速或延缓的作用，有时候甚至能引起事物性质的变化，不能忽视外因。橘和枳尽管都是芸香科植物，外表看起来也非常相似，但其本质却并不相同，是两种不同的东西。它们在异地生长，受到不同水土环境的改变，其质地也会发生一些变化，所以才有了"南橘北枳"的说法。

道地药材也是如此，之所以称为"道地药材"，就是说这种中药在特定的自然环境下生长，药性会更纯正，疗效会更好。而把它换了地方种植，疗效就会大打折扣。所以，我们还是要尊重事物发生发展的规律，尽量保护道地药材。

51. 薏苡明珠

真理和谬误

出处及概要

　　成语"薏苡明珠"出自《后汉书》卷二十四《马援列传·马援》："初，援在交阯，常饵薏苡实，用能轻身省欲，以胜瘴气。南方薏苡实大，援欲以为种，军还，载之一车。时人以为南土珍怪，权贵皆望之。援时方有宠，故莫以闻。及卒后，有上书谮之者，以为前所载还，皆明珠文犀。马武与于陵侯侯昱等皆以章言其状，帝益怒。援妻孥惶惧，不敢以丧还旧茔，裁买城西数亩地槁葬而已。宾客故人莫敢吊会。严与援妻子草索相连，诣阙请罪。帝乃出松书以示之，方知所坐，上书诉冤，前后六上，辞甚哀切，然后得葬。"

　　文字讲述了东汉名将马援领兵到南疆打仗，军中士卒很多人生了病，用了当地民间薏苡治瘴的方法来治疗，收到很好的效果。马援平定南疆凯旋归来时，便带了几车薏苡的药种回来。谁知马援死后，朝中竟有人诬告他带回来的几车薏苡是搜刮来的大量珠宝。这件事朝野都认为是冤案，所以把它说成是"薏苡之谤"。后来，演变成我们现在常用的成语"薏苡明珠"，用来形容颠倒是非，被人诬陷，蒙受冤屈等情形。

成语寓于中医

现实中的薏苡仁，是禾本科植物的种子，确实长得洁白如玉，圆润，很像珍珠，故有"药玉米、回回米、唸佛珠、菩提子、珠珠米"之称。薏苡既可作食粮，酿酒，又可入药，是非常好的食药两用植物。

北宋苏轼曾作诗曰："伏波饭薏苡，御瘴传神良……不谓

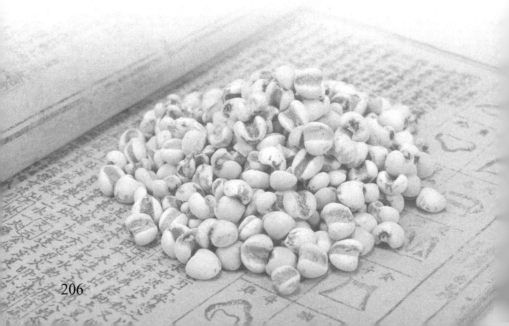

蓬荻姿，中有药与粮。舂为芡珠圆，饮作菰米香。子美拾橡栗，黄精诳肚肠。今吾独何者，玉粒照座光。"充满深情地表达了对薏苡的喜爱。

近年对薏苡的深入研究表明，薏苡含蛋白质、多种氨基酸、维生素和矿物质，其营养价值在禾本科植物中占第一位，还有一定的抑菌、抗病毒功效。

作为常用中药，薏苡应用极广。早在《神农本草经》里就有对薏苡的记载。说它性味甘淡、微寒，归脾、肺、肾经，可以利湿健脾，舒筋除痹，清热排脓，治疗水肿和风湿痹痛等。大凡脾虚夹湿者，薏苡是老中医药方中不可或缺的中药。它可以除湿，但不易助燥，可以清热，但不易损阴，可以益气，但不易滋生湿热。只不过薏苡药力缓慢，所以常与作用较强而性温味苦的苍术、白术合用，以达到较好的健脾除湿效果。

而薏苡作为养生保健的食疗用品，除了健脾利湿外，还有养颜之功。一些皮肤粗糙、长斑、长痘、长瘊子的患者，除了到皮肤专科治疗外，时常食用以薏苡为主的食物，可以起到辅助治疗作用。一般用带壳的薏苡仁1～2两煮粥食用即可，但需要用的时间长一些，至少一个月以上。

对一些肿瘤化疗放疗术后出现白细胞减少、食欲不振、浮肿的患者，薏苡仁也有较好的辅助治疗作用，可以在主食中适当加入薏苡仁。一般每餐主食中掺入一两薏苡就可以了。但是，薏苡药力较缓，短时间内看不到特别明显的效果，需要服用一定的时间。需要注意的是，脾虚未夹湿的患者、大便燥结者及孕妇要慎用。

除了薏苡仁，薏苡的根叶也可以入药。薏苡的根块除有清热、利湿、健脾的作用外，还可以治黄疸、驱蛔虫，可以治疗牙痛和夜盲症。而薏苡叶可以泡水代茶饮，有利尿作用。

蕴含的哲学思想

哲学思维就是按照事物的本来面目去认识事物，一就是一，二就是二；黑就是黑，白就是白。认识事物就是要透过现象把握其本质，不能停留在现象的表面，更不能被假象所迷惑。反对以主观代替客观、以想象代替事实，更反对故意歪曲事实、颠倒黑白。

人们对于客观事物及其规律的正确反映就是真理，人们对于客观事物及其规律的歪曲反映就是谬误。真理和谬误是对立的，谬误永远不能代替真理，但是没有真理，无所谓谬误，没有谬误，也无所谓真理。真理战胜谬误的过程是一个非常艰难的过程，但也是发展自己的过程。

典故中的薏苡被误会成明珠，就是真理被谬误。

52. 三年之艾

马克思主义真理观

出处及概要

成语"三年之艾"出自《孟子·离娄上》:"今之欲王者,犹七年之病,求三年之艾也。"意思是说,那些平时不得民心,却希望统一天下的人,就像害了七年的病,需要三年以上陈年艾草来治疗一样,因为平时不栽培积蓄,终身都得不到。

《孟子》是儒家经典著作,是战国中期孟子及其弟子万章、公孙丑等所著。书中载有孟子及其弟子的政治、教育、哲学、伦理等思想观点和政治活动。

成语寓于中医

成语引申出民间谚语:"家有三年艾,郎中不用来。"在我国,艾叶被称为"医草",是家喻户晓的中药。《本草纲目》记载:艾以叶入药,性温,味苦,无毒,纯阳之性,通十二经,具回阳、理气血、逐湿寒、止血安胎等功效。艾叶不仅可以药用，鲜嫩艾叶还可以食用，与米粉或面粉调和做成艾糕是不错的吃法。很多地区在端午节的时候，有将陈艾和菖蒲悬挂在门户上"辟邪"的习俗。但艾叶最主要的用法还是用于灸疗，这是因为艾叶是为数不多的能通十二条经络的药物。人们常说的艾灸，就是点燃艾条，"烟熏火燎"体表穴位的一种中医治疗方法。

《孟子》成书于春秋战国时期，仔细揣摩，发现将其中"七年之病"理解为慢性病很恰当，其"三年之艾"应理解为灸用艾叶，因为一些慢性病需要艾灸来调理。但古人为什么说艾灸要用三年之艾呢？

大家都知道，新鲜艾叶中含有较多的叶油，具有挥发性，燃烧后火力猛烈，不仅产生有害物质，还会灸伤皮肤，损伤经络，达不到慢火细灸，使艾热慢慢渗透到人体经络的作用。所以，明代李时珍在《本草纲目》里说："凡用艾叶，须用陈久者，治令软细，谓之熟艾，若生艾，灸火则易伤人肌脉。"

但艾灸用的艾草并不是越陈越好。有人做过相关试验发现，通风阴干存放一到两年的艾叶，因其还有较多的油脂存留，用手搓揉，很容易搓出绒团来。而同样存放五年以上的艾叶，由于油脂挥发完全，非常酥脆，一搓就全碎了，搓不出绒，也捏不成团。所以，一两年以下的艾叶和五年以上的艾叶，要么油脂过多，火力猛烈，要么油脂全无，易出明火，不能持久，均不能满足艾灸燃烧温和持久、药效随温熏和热力渗入机体的需要。特别是陈年的艾叶，由于一些药用成分的流失，也不适合灸疗，而三到五年的艾叶用于艾灸，却是很适合的。古人能脱口而出"三年之艾"，可见人们对艾叶和艾灸早就有了较深刻的认识。

"七年之病求三年之艾"，话说到这里，不得不提到艾灸对慢性疾病的调理和治疗作用。艾灸是中医非常古老的调理和治疗方法，因其疗效显著而延续至今，并得到发扬光大。因为艾灸操作简单，艾叶易得，作为家庭保健之用非常合适，有通经活络、行气活血、祛湿逐寒、消肿散结、回阳救逆、防病保健的作用。家庭一般只需要艾条悬灸或使用艾灸器温灸就可以了。若是保健用，穴位的选择以关元、足三里、百会、涌泉、天枢等穴位为主。若是治疗用，可以由医生定穴。值得注意的是，由于艾叶性温，一般湿热体质、实热体质和阴虚火旺的人

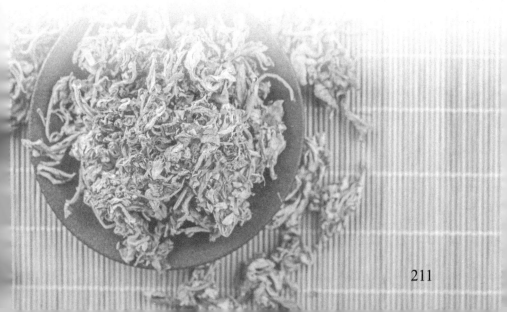

最好不要艾灸，或者体质改善后再行艾灸。

蕴含的哲学思想

马克思主义认识论告诉我们，通过实践发现真理，又通过实践检验真理，修正错误和发现错误。真理与谬误的斗争，是真理发展的应有规律，这是为人类探索真理的历史所证明了的。只是要真理，总是能够经受住实践的考验，而一切谬误终归要为实践所否定。因此，只要客观世界在变，人们的实践与认识在发展，真理始终是不可战胜的。

三年的艾草，效果好于其他年份的这一事实，是人们在长期反复实践中证明，并为人们所公认的。这一事实的发现过程，是实践、认识、再实践、再认识的过程。所以，我们也可以说，这是人们通过长期反复实践发现的"真理"。

53. 悬壶济世

事物的普遍联系

出处及概要

成语"悬壶济世"出自《后汉书·方术列传·费长房》里的一个典故，用来形容医者仁心，普济众生。

典故讲了东汉时期，一个叫费长房的人见一老者在街上卖药，有钱的收一些，没钱的就施舍了去，总是药到病除。费长房心生好奇，他悄悄尾随老者，却见老者跳到一家店铺墙上挂着的葫芦里去了。费长房也是有识之人，这一看就知道老者非等闲之辈，想拜他为师。他在酒店里守着葫芦等了一会，见老者跳出葫芦，立即磕头跪拜。老者看费长房求师心切，便收他为徒弟，把自己的绝技都传授给了他。后来费长房也成了名噪一时的名医。为了纪念老者，他行医时总将葫芦背在身上，葫芦里装着治病救人的药，时刻以老师的德行勉励自己。

成语寓于中医

后来，开医馆和中药房的人，总爱在门里门外悬挂一只漂亮的葫芦作为行医济世的招牌，既表示医术高明，也表示医者的仁爱之心。现在，人们不用葫芦作招牌了，但"大医精诚""医者仁心"也是医者崇尚的最高境界。

据考证，葫芦是世界上最古老的作物之一，在河姆渡遗址中就发现了七千年前的葫芦及种子。据不完全统计，世界上的葫芦有六大品系上百种。由于葫芦的干品纤维含量多，风干后坚硬，呈木质状，易于保存，在古代器皿不发达的情况下，葫芦经常用来代替各种容器，装药粉、装酒、舀水、盛食物等，还有用来制作艺术品和乐器。即使在现代，也有人喜爱用葫芦当器皿用。当然，一些口感好的葫芦鲜品，也被人们当作蔬菜食用。

同时，葫芦也是一味中药。在相关医书里记载，其果壳入药，药性平和，味甘，归脾、肺、肾三经，功能是利水消肿，主要用于治疗水肿腹胀等症。其种子入药，性味酸、涩、温，归肺、胃、肾三经，有利水消肿、清热止渴、止泻引吐、散结等作用。主要用来治疗水种、腹水、黄疸、消渴以及痈肿恶疮等，另有滋润肌肤的特点。

现代人，由于更注重身体的饮食调理，使用药膳比较多。药食两用的葫芦正好可以成为人们调理身体的植物之一。利用好了，可以起到很好的保健作用。

蕴含的哲学思想

在宇宙里，联系是一切事物、现象和过程所共有的客观的、普遍的本性。任何事物都不能孤立地存在，都同其他事物发生着联系。世界是万事万物相互联系的统一整体。这就是事物的普遍联系性。事物的普遍联系既有空间的、现实的联系，也有时间的、历史的联系。这就使得个别事物充分地融入到了无限宇宙的一个错综复杂的联系网之中。

因为一个历史典故，或者说因为一种历代医家喜欢使用的装药工具，葫芦就与中医、与一种普济众生的精神有了关联，并延续至今。这不得不说事物之间的联系之广泛，以及在一定条件下发生的特殊联系，是我们无法事先想象和预知的。这就要求我们要用发展的眼光去认识事物，用哲学的思维去看待事物。

54. 杏林春暖

事物的普遍联系

成语"杏林春暖"出自《太平广记》,"杏林"也代指中医,成语以春天茂盛的杏林来赞誉高明的医术和医者仁心。

为什么用杏林来代指中医呢?《太平广记》中记录了这么一则感人故事:"奉居山不种田,日为人治病,亦不取钱。病重愈者,使栽杏五株,轻者一株。如此数年,计得十万余株,蔚然成林,及使山中百禽群兽游戏其下,卒下生草,常如芸池也。后杏子大熟,于林中作一草仓,示时人曰:'欲买者,不须报奉,但将谷一器,置仓中,即自取一器杏动。'奉每年货杏得谷,旋以赈救贫乏,供给行旅不逮者。岁二万余斛。"后遂以"杏林春暖"或"杏林周满"为颂良医之词。

故事中的"奉",指的是隐居在庐山的名医董奉,是东汉末年"建安三神医"之一,与华佗和张仲景齐名,他以高明的医术(被时人称为"仙术")济世救人,被后世传颂。其实,从古至今，老百姓从来没有改变对医术的敬畏和对医德的崇尚，从被誉为"建安三神医"的三位名医就能明白。"神医"之神，不仅在术，更在德。董奉之"神"，在神奇医术，也在普渡众生；华佗之"神"，在精妙医技，也在创新和担当；仲景之"神"，在精益求精，也在博采众长，传承发展。

祖国医学几千年发展到现在，能被称"名"冠"圣"的，能有故事千古流传的，一定是医术和德行皆备的医者。

成语寓于中医

由于董奉的功德，使杏林成为中医的代名词。董奉为什么让来看病的老百姓种杏？当然没有准确答案。但是，杏核破成两半后，其中的杏仁却是一味常用的中药。杏仁味甘，性平，归肺、大肠经，有润肺祛痰、止咳平喘、润肠通便等功能。杏仁也分南杏仁和北杏仁。南杏仁微甜，偏于滋润，常作食用，也有治疗肺虚肺燥和咳嗽的作用。北杏仁偏苦，常作药用，可以降气平喘，用于治疗肺实咳喘效果较好。

药用杏仁的作用，远不止于此。据《本草纲目》记载，杏仁能散能降，可以解肌、散风、降气、润燥、消积。利用它的毒性还可以治疮杀虫。很多中药方剂里都少不了杏仁，《本经疏证》就对杏仁在一些方剂中的重要作用做了总结，麻黄汤、大青龙汤、麻杏石甘汤、麻黄加术汤、麻黄杏仁薏苡甘草汤、厚朴麻黄汤、文蛤汤，都是麻黄和杏仁并用。杏仁在这些方剂

中具有不可替代的重要作用，引用《本经疏证》的原文："其
是麻黄主升散，其力悉在毛窍，非借杏仁伸其血络中气，则其
行反濡缓而有所伤，则可谓麻黄之于杏仁，犹桂枝之于芍药，
水母之于虾矣。"所以，历代医家对杏仁这味中药，是喜爱有
加的。

最值得注意的是，杏仁也有一定的毒副作用，如果过量服
用会导致中毒。杏仁中毒的主要症状是眩晕、心悸、头疼、恶
心呕吐、惊厥、昏迷、紫绀、瞳孔散大、对光反应消失、脉搏
弱慢、呼吸急促或缓慢而不规则等，这些症状可以部分出现，
也可以全部出现，若不及时抢救，可因呼吸衰竭而死亡。所
以，食用前要先在水中浸泡，并换水多次，加热煮沸，以减少
有毒物质。另外，老人和幼儿除非是药用，应该尽量少吃杏
仁，以免耐受不好而产生不适。

蕴含的哲学思想

作为一般哲学范畴，事物的普遍联系性是指事物和现象之
间以及事物内部要素之间相互连结、依赖、影响、作用、转化
等相互关系。在宇宙中，任何事物都不是孤立存在的，它们之
间通过各种形式，直接或间接的、偶然或必然的、本质或非本
质的、主要或次要的、内部或外部的等等，发生着普遍联系。

一些事物之间，看似风马牛不相及，怎么也扯不到一起。
但是，如果肯钻研，肯用哲学的观点去思考，一定会发现它们

之间的联系。比如杏林，因为东汉一个叫董奉的名医普渡众生的崇高医德，而成了中医的代名词，并千古流传，甚至还登堂入室，与其他词语组成了人们经常用来赞美医德的成语"杏林春暖"。这就是事物之间普遍联系的例子。有时候，一些事物之间的联系是令人意想不到的。在某种条件下，这种联系才会达成和显现。所以，解决问题，要充分利用事物之间的普遍联系性，才能柳暗花明。

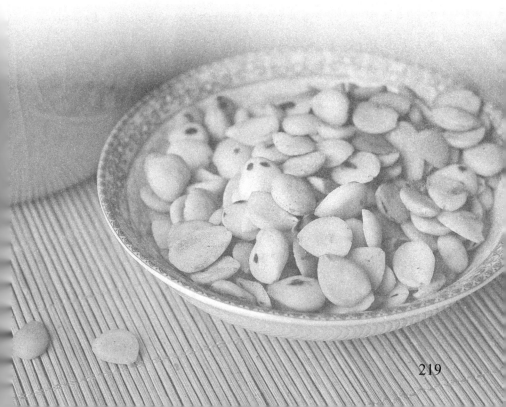

55. 沁人心脾
联系的普遍性

出处及概要

　　成语"沁人心脾"出自王士禛《带经诗话》："予谓五六句最沁人心脾。"形容诗歌和文章优美动人。沁人心脾，最早可追溯到宋积描写西湖冷泉亭的诗句："一泓清可沁诗脾，冷暖年来只自知。流出西湖载歌舞，回头不似在山时。"其中，"一泓清可沁诗脾"意为一泓清澈的泉水，可以沁人心脾，引发不尽的诗情。成语"沁人心脾"原意是指芳香清凉的东西给人清新的感受，现代人用来形容美好的事物带给人那种清新爽朗的感觉。

　　王士禛是清代著名诗人，在康熙朝主盟诗坛数十年，他所倡导的"神韵说"影响诗风近百年。《带经诗话》就是他所撰的诗话著作，这是一部专门研究我国古代诗歌的著作，其中对李白、唐诗等都有独特的见解，开辟了中国古诗研究的先河。

成语寓于中医

由成语沁人心脾引申出芳香类中药。芳香类中药是中药材里具有鲜明特点的一类中药，约有数百种，常用入药的有几十种，比如苍术、山奈、白芷、石菖蒲、麝香、苏合香、冰片、牛黄、川芎、香附、辛夷等，它们都具有芳香的气味，大多数属温热性药物，适宜于阴寒病证，有芳香解表、芳香化湿、芳香温里、芳香理气、芳香活血、芳香开窍的作用。我们治疗外感风寒时会用到细辛，那是发挥它的芳香解表作用；治疗胃气不舒时，会用到陈皮，那是发挥它的芳香理气作用；治疗某些心脏病时，会用到苏合香，那是发挥它的芳香开窍作用；治疗一些寒证时，会用到丁香、肉桂，那是发挥它们的芳香温里作用。

芳香类中药还有一个最大的特点就是，它们大多数归于脾经、胃经，少数归于肝、肺经。这与张景岳《类经》里"天以五气食人者，臊气入肝，焦气入心，香气入脾，腥气入肺，腐气入肾也。地以五味食人者，酸先入肝，苦先入心，甘先入脾，辛先入肺，咸先入肾也"之说相当吻合。意思是，芳香甘甜的气味是最先浸入脾，被脾感知的。脾是有洁癖的，它不仅喜爱芳香甘甜的事物，还喜清恶浊，喜干爽恶黏腻，所以中医也有句老话说：芳香醒脾。芳香的事物能使脾从困顿中清醒过来，感觉舒爽。由此不难理解脾对芳香气味的美好感受。

脾就脾嘛，但为什么人们要说沁入"心"脾呢？因为在中医理论里，心藏神，主神明，是识神的重要脏腑，是意识产生的主要脏器，脾对芳香的美好感受，需要通过心来表达和实现，同时，"香"能通心窍散邪，能透能开，开窍醒神。这就是人们为什么说"沁人心脾"的道理。

尽管芳香药能够滋养心脾，但也不能过度使用。据传古时候，有一个年方十六的富家千金，得了四肢瘫软的毛病，不能动弹，很多医生都看过了，也没有好办法。最后请了一个姓葛的太医治疗。葛太医瞧过病人，嘱其家人挖深坑，将女子放入其中，没想到第二天，女子就从坑中走了出来。问葛太医缘何这样治病，葛太医说，这女子平日喜爱香味脂粉，用之过多，大量香气入脾，日久使脾受损，运化失常，因为脾主四肢肌肉，致女子四肢无力运动。把女子放入坑中，坑里的湿气将芳香的气味稀释淡化，脾恢复了功能，所以女子的病就好了。

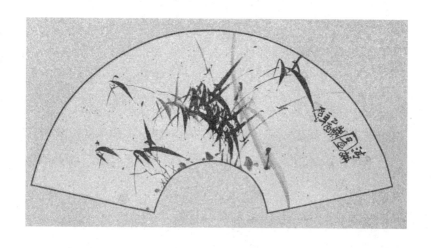

从成语"沁人心脾",我们知道了芳香类中药在临床上的重要作用,以及如何理解这类中药与脏腑的关系。这是中医药与传统文化不可分割的最好证明。

蕴含的哲学思想

唯物辩证观告诉我们,联系具有普遍性。即任何事物内部的各个部分、要素、环节都是相互联系的,任何事物都与周围的其他事物相互联系着,整个世界是一个相互联系的统一整体。

芳香类的草药,可以沁入人的心脾,然后依草药不同的性质和作用,起开窍、化湿、解表、温里、活血等作用。甚至一句暖人的话语,也可以如一股清流沁入心脾。这让我们对事物之间联系的普遍性,有了更深的理解。同时,也要求我们用联系的观点看问题,既要看到事物之间的联系,又要看到事物内部诸要素之间的联系。

56.椿萱并茂

事物联系的多样性和复杂性

出处及概要

"椿萱并茂"是儿女们最大的福分。成语出自《庄子·逍遥游》和《诗经·卫风·伯兮》。前者曰:"上古有大椿者,以八千岁为春,八千岁为秋。"后者曰:"焉得谖草,言树之背。"大椿长寿,古人用以比喻父亲。"谖"同"萱",为忘忧之草,古人用以比喻母亲。人们用椿萱并茂形容父母高寿健在,常用它表达美好的祝福。

《庄子》又名《南华经》,是道家经文,由战国中期庄子及其后学所著。它与《老子》《周易》合称"三玄"。《庄子》主要反映了庄子的哲学、艺术、美学、人生观、政治观等。

《诗经》是古代诗歌的开端,是中国最早的诗歌总集。它收集了从西周初年至春秋中叶的诗歌,共三百一十一篇,反映了周初至周晚期约五百年间的社会面貌,对后世诗歌影响深远。

成语寓于中医

成语中的椿和萱，是两种植物，也是两种中草药。

先说"椿"，其实它就是椿树。香椿树在春天会发出紫红色镶绿边的嫩芽，有大名鼎鼎的名字，叫椿芽。那是春天送给人们的美味，喜食椿芽的人很多，人们用椿芽凉拌，用椿芽煎鸡蛋，更有喜食者，从树上折下，直接入口。椿芽的香与众不同，香得满口生津，却无法形容。据说早在汉朝时期，香椿就作为重要贡品，与荔枝一样，受到皇帝与宫廷贵人的喜爱。

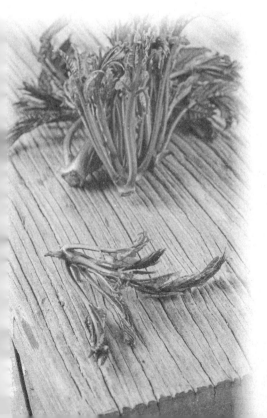

香椿对人的补益作用，在于它含有丰富的维生素E、维生素C和胡萝卜素，可以增强机体免疫力。作为药食两用植物，它的药用价值也很了得。香椿树根的内皮入药叫椿白皮，可以除热、燥湿、涩肠、止血、杀虫；树叶即椿叶，可以消炎、解毒、杀虫；果实入药叫香椿子，可以祛风、散寒、止痛。更为有趣的是，香椿中含有性激素样物质，可壮阳固精，也有助孕作用。由于它的药性，民间常用香椿治疗腰膝冷痛、遗精阳痿、不孕不育、脱发、痢疾、心脾胃痛。

但是，椿芽虽香，也不宜多食。《食疗本草》里说："椿芽多食动风，熏十经脉、五脏六腑，令人神昏血气微。"一些慢性病患者也要少食。

再说"萱"，它是多年生草本植物萱草，又叫忘忧草。古人认为它能使人忘记忧愁，是因为萱草花色彩鲜艳，亭亭玉立，让人赏心悦目，烦恼顿消。萱草还有一个名字，叫健脑菜，因其含有丰富的卵磷脂，可以改善大脑功能。但并不是所有的萱草都可以食用，我们吃的黄花菜只是萱草里的一个品

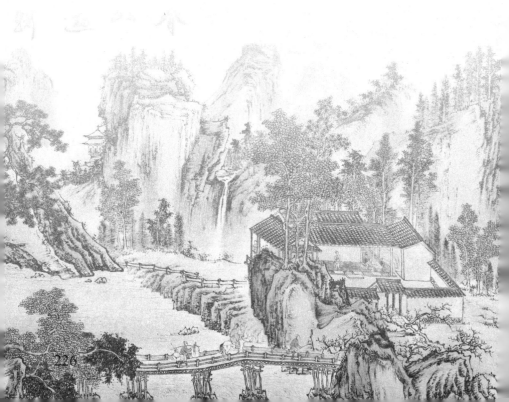

种。大多数萱草里含有大量的秋水仙碱，即使加热也不能全完去除，吃了会中毒，出现口干、腹泻、头晕等症状。即使是可食用的黄花菜，食用前也需要先用开水淖，再用清水浸泡两个时辰左右后方可入膳，每次也不要吃得过多。

作为中药，萱草根有清热利尿、凉血止血、抗结核的作用。但是不能采来就用，需要经过闷润、晾晒等炮制程序。因为它对人体有强烈的毒性，过量摄入可能造成肝、肾、肺等脏器及视力损害，如果确实需要用萱草根治病，最好遵医嘱用药，万万不可自行其事。

蕴含的哲学思想

椿和萱本是两种完全不同的植物，却因为它们的性质以及美好的寓意，通过一个成语联系在了一起。如果没有"椿萱并茂"这个成语，它们八竿子也打不到一块去。这就体现了事物之间联系的多样性和复杂性。在椿树和萱草的联系中，体现了事物的间接联系、并存联系、非本质联系和精神联系，多样而复杂，细思起来，极有意味。

同时，椿树和萱草都是食药两用植物，就这一点来说，它们之间也有着联系性。

57. 望梅止渴

意识对物质的反作用

出处及概要

成语"望梅止渴"出自南朝宋·刘义庆《世说新语·假谲》："魏武行役，失汲道，军皆渴，乃令曰：'前有大梅林，饶子，甘酸可以解渴。'士卒闻之，口皆出水，乘此得及前源。"

典故说的是曹操率军讨伐张绣，行至途中，炎热似火，人人口渴，找不到水源，士兵们都很疲惫，不仅行军速度慢了下来，还有人因口渴晕倒了。曹操担心贻误战机，心生一计，大声说道："翻过前面山，就有一大片梅林，梅子很多，可以解渴！"士兵们一听，马上流出口水，精神倍增，行军速度快了很多。后来，人们用望梅止渴表示愿望无法实现，而用空想安慰自己。

成语寓于中医

为什么望梅能止渴？用西医的话来说，这其实是一种条件反射。条件反射是人出生以后在生活过程中逐渐形成的后天性反射，是高级神经活动的基本方式。酸梅含天然有机酸，其强烈的酸味，可以促进唾液腺与胃液腺的分泌，这也是为什么吃酸梅会流口水的原因。由于条件反射，吃过梅子的人，当他看到梅子或者想到梅子的时候，就会流口水。曹操正是利用了人们对梅子的条件反射，达到了让士兵们口舌生津的目的。

对于中医来说，梅子是经常使用的一味中药。人们叫它乌梅，是因为夏季采摘后，需要低温烘干后闷至皱皮，颜色变黑，才容易保存，不致于烂掉。所以，我们常见到的梅子都是乌黑的模样。人们又叫它酸梅，是因为梅子味道酸不可言，不管是新鲜梅子，还是处理后的梅子，都会让人酸得直流口水。

《神农本草经》里说酸梅"性味甘平，可入肝、脾、肺、大肠，有收敛生津作用"。李时珍的《本草纲目》里说："……味最酸，有下气、安心、止咳止嗽、止痛止作寒烦热、止冷热痢疾、消肿解毒之功效，可治三十二种疾病。"中医常利用它"能收能涩"的作用，治疗体虚多汗、肺虚久咳和慢性腹泻，也用它来治疗遗精遗尿和白带较多的患者，收到较好的效果。

有一种叫乌梅丸的药，就是以乌梅为主药，治疗蛔虫引起的腹痛、呕吐和湿热引起的腹泻脓血便；还有一种叫玉泉散的药，也有乌梅的成分，主要用来治疗虚热消渴。生活中，人们也摸索出很多用乌梅治病的验方。比如：用炒过的乌梅肉加上去掉筋膜后以蜜炒过的御米壳，共研为末，睡前以蜜水送服，治疗久咳不愈；用烧成炭灰的乌梅肉调和生油，涂抹在头顶治疗小儿头疮。

日常生活中，特别是在夏季，我们最熟悉不过的是酸梅汤。这种以乌梅为主要原料，配以山楂、桂花、甘草、冰糖等制作而成的消暑饮料，可帮助消化，行气散瘀，生津止渴，收敛肺气，除烦安神，是炎热夏季不可多得的保健饮品。

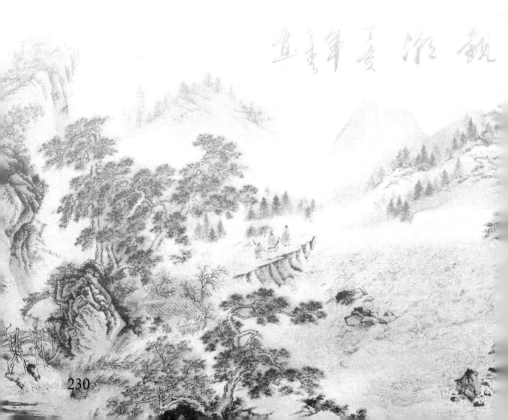

但是，乌梅虽然有这么多的功效，过食也是不可取的。过食乌梅伤牙齿和脾胃，还可以助痰生火。咳嗽和疾病初期、女性经期、产前产后也不宜多食用乌梅。

蕴含的哲学思想

世界的本原是物质，意识来源于物质，是客观事物在人脑中的反映。但是，意识对物质具有反作用。人们在意识的指导下，通过使用一种物质的东西作用于另一种物质的东西，从而使另一种物质的东西具体形态发生改变。所以，意识对物质的反作用也不可小看。

在现实生活中，我们会发现很多意识反作用于物质的例子。比如画饼充饥、望梅止渴……来源于对饼的认识，人们知道吃饼可果腹；来源于对梅子的认识，人们知道梅子很酸。所以，在饥饿的时候，画一张饼，由于意识对物质的反作用，就感觉不那么饿了。口渴时看到梅子，想到那酸，口水就流出来了。当然，这也体现了事物之间复杂的联系过程。

58. 牛溲马勃

价值的普遍性和概括性

成语"牛溲马勃"出自唐·韩愈《进学解》:"玉札丹砂,赤箭青芝,牛溲马勃,败鼓之皮,俱收并蓄,待用无遗者,医师之良也。"此成语用来比喻一般人认为无用的东西,在懂得其性能的人手里可成为有用的物品。或者运用得宜,无用之物可以变为有用。同时也借指卑贱而有用之材。

《进学解》里这句话说的是唐朝文学家韩愈在任国子监祭酒时,经常给太学生讲课,要求他们注意社会实践,"玉札丹砂、赤箭青芝"固然珍贵,而"牛溲马勃、败鼓之皮"虽低贱得很不起眼,但也都有它们的用途,要兼收并蓄,需要用的时候才可得心应手。

成语寓于中医

成语里的"牛溲"和"马勃"指的是两种植物，也是两味中药。清代李渔在《闲情偶寄》里说："收牛溲马渤入药笼，用之得宜。其价值反在参苓之上。"两者皆至贱，路边野地到处生长。所以，人们常用"牛溲马勃"形容卑贱而有用之材。

"牛溲"原指"牛尿"，是植物"车前草"的别名。车前草是多年生草本植物，亚洲多见，生于草地、沟边、河岸湿地、田边、路旁或村边空旷处。作为草本植物，它是中医里广泛使用的中药，也是野菜类食用植物。

每年四五月间，车前草正是嫩苗初生的时候，我国南方人喜欢采其嫩苗，沸水淖后凉拌、清炒而食。北方人喜欢把它切细作馅烙饼或与白面蒸而食之，有淡淡的清香和微微的苦涩。用于食疗的车前草粥，由小米二两熬煮至出锅前 10 分钟加入一两车前草和少量葱白制成，可用于小便不利、淋沥涩痛、尿血、水肿、目赤肿痛、咳嗽痰多等症。

端午之后，藏在花柱里的种子变成黑褐色时，车前草就成熟了。药用的车前草一般在这个时候采摘，全草均可入药，具有利尿、清热、明目、祛痰的功效。传说汉代名将马武，带兵出征武陵，打了败仗，被困在一个荒无人烟的地方。将士们都患了"尿血症"，无药可医，情况危急。正在此时，一个士兵发现患尿血症的马吃了地上一种长耳形的野草后不治而愈，立即摘来服食，效果立见。马上指着大车前面的那种野草报告马武，马武笑曰："此天助我也，好个车前草。"当即命令全军吃此草，服后果然治愈了尿血症。车前草的名字就这样流传下来。

"马勃"俗称药包子、马屁泡，是一种野生菌类食药两用植物。嫩时圆球状，色白，切薄片入油锅加调料炒熟透可食。菌球变灰褐色时，即为成熟的马勃。其药用功效，《名医别录》上讲："虽止治恶疮马疥，盖既能散毒，又能燥湿，以疗湿疮，固得其宜，故弘景亦谓敷诸疮甚良。今人用以为金疮止血亦效。寇宗奭治喉痹咽疼，盖既散郁热，亦清肺胃，确是喉症良药。东垣普济消毒饮用之，亦是此意。内服外敷，均有捷验，诚不可以微贱之品而忽之。"一句话道破马勃的主要作用为清肺利咽，解毒，止血。

马勃的止血作用，类似西医的淀粉海绵或明胶海绵，对口腔、鼻腔出血的患者，以去皮膜之马勃，取内部绵绒样物，塞入鼻腔或口腔牙龈，可起到很好的止血作用。另外，马勃的孢子粉与蜂蜜调和敷患处可治疗痈疽疮疖。

蕴含的哲学思想

价值属于关系范畴，从认识论上来说，是指客体能够满足主体需要的效益关系，是表示客体的属性和功能与主体需要之间的一种效用、效益或效应关系的哲学范畴。价值作为哲学范

234

畴具有最高的普遍性和概括性。它与经济学意义上的价值之间是普遍性与特殊性、抽象与具象的关系。

　　牛溲和马勃两种物质是价值中的客体，使用它们的人才是价值中的主体。牛溲和马勃的本身并不存在价值，它们的价值是在它们满足主体的需要，并且对主体有积极性的意义时才能产生的。也正因为如此，才有了成语牛溲马勃之说。在不需要它们的人眼里，或者不需要它们的时候，它们是无用的，是被人轻视的。但是，在需要它们的人眼里，或者对它们有需要的时候，它们就是有用的。而韩愈对价值的理解更进了一步，提出兼收并用，以备不时之需，这就让它们具有了未来的价值意义。

59. 知母贝母

矛盾的同一性

出处及概要

　　成语"知母贝母"出自明代冯梦龙的《广笑府》，它是明代中国文言谐谑小说，通过搞笑的事情针砭了当时的人情世态。在《广笑府》里，说了这样一件让人啼笑皆非的事：有一个人才开了药铺，有一天他外出，让他的儿子独自打理药铺。那天，一个买药的人来买牛膝和鸡爪黄连，他儿子愚笨不识药，在药柜中没有找到，就割了自家耕牛的一条腿，斩了鸡的两只脚，卖给了买药的人。他外出回来后问儿子，今天卖了什么药，知道了之前的事，哭笑不得说，如果客人要买知母贝母，你岂不是连母亲也卖了？后来，"知母贝母"被用来形容那些不学无术又自以为是的人。

成语寓于中医

知母、贝母像一对孪生兄弟，在中药处方里常常能看到它们的名字，老中医们对它们情有独钟，开处方时很潇洒地将它们写为"二母"。所以，拿到中药处方看到"二母"两字，可别摸不着头脑，那就是知母和贝母。

中医有名的治疗咳嗽的方剂二母散，就是由等量的知母和贝母研末混合组成，用水冲服，入肺经，治肺热，润肺燥，可以治疗肺热肺燥引起的久咳不止，是一对很好的伙伴。

知母和贝母都属寒性中药。至于两者的区别，在于知母性寒味苦，入胃、肺和肾经，所以它有清热泻火、生津润燥的功效，对肺热过盛、阴虚消渴的咳嗽效果最好。而贝母性味微寒，归入心经和肺经，可以清热化痰止咳，联合知母一起使用，对热性咳嗽、干咳无痰或痰黄黏稠的咳嗽效果极好。

贝母家族中有名的要属川贝母和浙贝母。在外形上，浙贝母个头比川贝母大，又称大贝。两者虽然都有清热化痰、散结消痈的功效，但川贝味甘偏润，重在润肺，治虚劳，而浙贝性味大苦而寒，重在散结和治疗风热咳嗽。医生在使用时，会根据患者不同的情况，选择川贝母或浙贝母。如果是肺燥或者久病阴虚所致的咳嗽，选用川贝为宜；若是因为风热犯肺导致的咳嗽，或合并有肺痈时，当然以浙贝为好。

知母、贝母虽然有止咳嗽的功效，但并不适用于所有的咳嗽。因为它们都属寒性药物，对风寒侵袭引起的咳嗽、寒痰、湿痰、脾胃虚寒、经常腹中冷痛、大便溏泄的咳嗽患者等并不适宜。另外，贝母可能引起血糖升高，对合并糖尿病的咳嗽患者，也尽量不要用。

蕴含的哲学思想

矛盾的同一性是指矛盾双方相互依存、相互贯通的一种联系，它具有多种多样的形式。概括起来，矛盾同一性有两方面的含义。第一，是矛盾双方的相互依赖，体现在矛盾的一方必须以另一方为媒介，一方的存在和发展必须以另一方的存在和发展为条件。第二，是矛盾双方的相互贯通性，体现在矛盾双方的相互渗透和相互包含，其具体内容、形式，则因矛盾的性质不同而有所区别。

就知母和贝母而言，尽管都可以用于咳嗽的治疗，但它们是两种不同药性的中药，知母苦寒而润，可清热泻火、滋阴润燥；贝母微寒，可清热散结、化痰止咳。医者爱把它们配入同一剂汤药里，主要就是利用它们各自的特性（矛盾双方的同一性），相须为用，达到虚、热、痰、燥四者并而治之的效果。

60. 相反相成

矛盾的同一性和斗争性

出处及概要

成语"相反相成"出自《汉书·艺文志》："仁之与义，敬之与和，相反而皆相成也。"指两个对立的事物既互相排斥又互相促成，既是相反的东西也相互依赖，具有同一性。

《艺文志》是中国第一部纪传体断代史《汉书》里的一部分，将历代或当代有关图书典籍汇编成目录。它的编撰成书对研究历代图书文献和学术源流，具有重要的参考价值。班固在《艺文志》中说诸子百家："其言虽殊，辟犹水火，相灭也相生也。仁之与义，敬之与和，相反而相成也。"说明了诸子百家是在斗争中相互融合的。

成语寓于中医

中药都具有四气五味。"四气"指寒热温凉，"五味"指辛甘酸苦咸。正因为中药不同的个性，也使得中药方剂的配伍形成了很多规律和原则。如君臣佐使，相须、相使、相畏、相恶、相反、相杀等，其中不乏巧妙之处。

比如，具有清热解表作用，常用于热邪壅肺、止咳平喘的麻杏石甘汤，其组方中就用寒凉的石膏和辛温的麻黄这两类性质完全相反的中药。麻黄散热，石膏清热，一清一散，两者合一，就起到了辛凉解表泄热的作用。这是中药配方里药物相反相成的例子。

除了寒热药物的共用，一些补药和泻药也会在同一方剂中用到。人参是补药，大黄是泻药，按说两者一补一泻，正好相反，是不合适用在同一剂药里的。但是，由于它们在方剂中相反又相成的作用，使人参和大黄有了在一起的可能。人参性甘

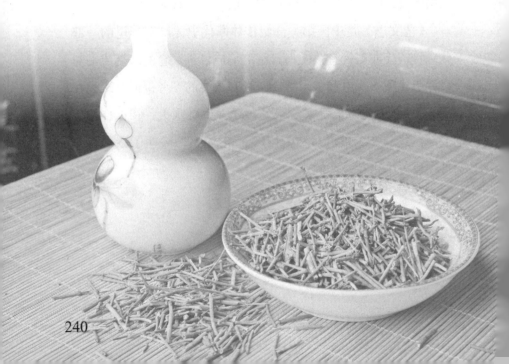

温，补气扶正；大黄性苦寒，泻下祛邪。两者看似背道而驰，但合用却相得益彰，可以攻补兼施，扶正祛邪。所以临床上常常把人参和大黄合用，对虚实夹杂证能起到意想不到的效果。这也是相反相成的例子。

再说左金丸，是临床上治疗因肝火旺盛导致胃脘胀痛、口苦返酸的常用方药。其中的黄连是寒性药物，而吴茱萸是热性药物。看似一寒一热，性味相反的两味药，合用在方中，其效妙不可言。方中黄连是君药，重用。因其苦寒，可泻心胃之火，降逆止呕。吴茱萸是佐使之药，入肝经，其性辛温，可温中散寒，降逆止呕，疏肝解郁。二药相伍，共入肝经，凉泻苦降为主，兼辛开散结，起到清肝火、和胃气的作用。

在中药方剂里，利用药物相反相成的性质配伍的例子，举不胜举。总归起来，这些巧妙的配伍，都是聪明的医者为了适应复杂的病情，增强疗效，减少副作用而总结出来的方剂药物组成规律。

蕴含的哲学思想

毛泽东在《矛盾论》中运用辩证唯物主义的观点，很好地解释了相反相成这个成语的含义："相反，就是说两个矛盾方面的互相排斥或相互斗争。相成，就是说在一定的条件下，两个矛盾方面互相联结起来，获得了同一性。"唯物辩证法告诉我们，一个事物的两个矛盾方面在一定的条件下具有同一性，如果缺乏一定条件，就谈不上什么同一性。而这种同一性，既包括共处于一个统一体中，又包括互相转化。

细想，这世界上所有的人和事，无一不是在相互排斥和相互联结中前进的。没有斗争性，也就不存在同一性。诸子百家也是在相灭相生、相反相成中发展前进，从而形成了各具核心、求同存异的儒释道文化。

疾病特殊的性质和辨证施治的需要，成就了作用完全相反的两味中药在一起联手互补，显现出相成的效果，即很好的疗效。